U0221423

掌中宝系列

手足耳按摩
保健祛病掌中查

臧俊岐 ／ 主编

湖南科学技术出版社

图书在版编目（CIP）数据

手足耳按摩保健祛病掌中查/臧俊岐主编. --长沙:湖南科学技术出版社,2017.9
（掌中宝系列）
ISBN 978-7-5357-9192-4

Ⅰ.①手… Ⅱ.①臧… Ⅲ.①手—按摩疗法(中医)②足—按摩疗法(中医)③耳—按摩疗法(中医)Ⅳ.①R244.1

中国版本图书馆CIP数据核字(2017)第015188号

SHOUZUER ANMO BAOJIAN QUBING ZHANGZHONGCHA

手足耳按摩保健祛病掌中查

主　　编	臧俊岐	
责任编辑	何　苗　王跃军	
文案统筹	深圳市金版文化发展股份有限公司	
摄影摄像	深圳市金版文化发展股份有限公司	
出版发行	湖南科学技术出版社	
社　　址	长沙市湘雅路276号	
	http://www.hnstp.com	

湖南科学技术出版社天猫旗舰店网址:
http://hnkjcbs.tmall.com

印　　刷	深圳市雅佳图印刷有限公司	
	（印装质量问题请直接与本厂联系）	
厂　　址	深圳市龙岗区坂田大发路29号C栋1楼	
版　　次	2017年9月第1版第1次	
开　　本	890mm×1240mm　1/64	
印　　张	4.5	
书　　号	ISBN 978-7-5357-9192-4	
定　　价	24.80元	

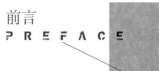
手为人体的"外在大脑"，足为人体的"第二心脏"，耳为"宗脉所聚之处"。中医认为，人体的手、足、耳密集分布着与人体内部器官紧密相连的经络和穴位，通过自然安全的按摩方法，对人体相应的反射区进行刺激，可以防病治病。

本书从传统中医的角度，开篇首先介绍了手、足、耳的基础知识，详解了手、足、耳三处的重点反射区，并配有清晰明了的图示，便于看图找穴。然后深入浅出地介绍了手、足、耳按摩在养生中的操作方法，简单实用。

手足耳按摩法在临床上虽各有不同，但互有共通之处，三法合用，效果岂不倍增！本书针对常见的生活小病症、慢性病症、两性病症、骨科病症，分别采用3种按摩方法，使用清晰的反射区示意图及真人操作图片……集指导性、实用性于一体，是不可多得的居家健康养生手册。长期坚持，就能做到不打针、不吃药，轻松治病保疗效。

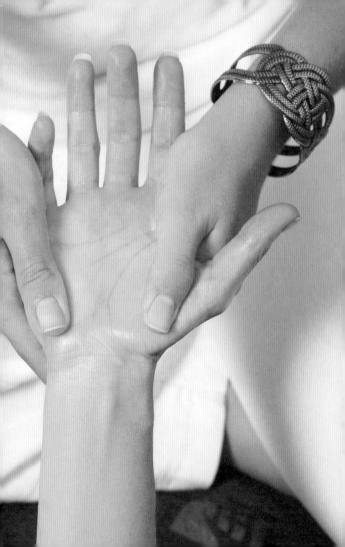

目录
CONTENTS

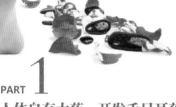

PART 1

人体自有大药，开发手足耳药田

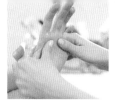
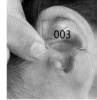

003

PART 2

不与健康美丽擦肩而过的保健方

PART 3

自带良药，专治生活常见病

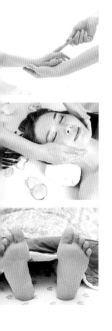

PART 4

难缠慢性病，善用反射区

PART 5

破除两性病症，不再貌合神离

PART 6

肌肉筋骨不爽，如何意气风发

人体自有大药，开发

手足耳药田

PART 1

当身体出现毛病时，
人们首先想到的就是"药到病除"。
事实上，人体自带着强效的大药，
即手足耳反射区。
只需好好开发这片药田，
就能找到生活中常见疾病的解药，
让您重获健康。

善用手足耳，
从头到脚保健康

⊙ 每个反射区都是健康的慧根

"反射区"究竟是怎么回事？其实手、足、耳反射区的产生，是因为手、足、耳是血液流通的末尾部分，如果某个重要器官出现病变，血液便会集中地流向那些器官进行免疫斗争，于是就比较难流通到手、足、耳。将血液导向手、足、耳的血管也连接着各种不同的器官，也就是说：一些器官发生了病变，相对应的反射区就会很难得到血液，而当我们按压它们的时候，神经受到刺激，血液就会往下流，这样就避免了因血液太过集中而产生的各种不良现象。

当然，要想身体没毛病，就不能等有病的时候再去吃药、打针，不仅费钱、费时，还心累。怎样简单地在生病之前就了解自己的身体状况呢？这就要说到人体反射区的好处了。不只是五脏六腑，您的眼睛、鼻子、嘴巴、耳朵等器官在您的手、足、耳上都有相对应的反射区，反射区就相当于一个缩小的人体，里面处处都有健康的慧根，刺激这些反射区就能调理好相应器官上的种种不适。

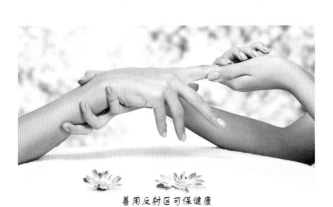

善用反射区可保健康

⊙ 有求必应，细数反射区治病的优点

反射区往往能反映出人体病灶器官的很多病。拿脚来打比方吧，脚在身体的最低处，由于地球引力的作用，当人体新陈代谢的废物或者垃圾沉积在脚底后，脚底的这些反射区就会发出身体不健康的信号，我们在脚上很容易就能发现它。

环境的恶化、不良的生活习惯等让病种越来越稀奇古怪。所以，大家平常没事的时候要把自己身体的反射区都揉搓到。天天坚持，像心脑血管疾病、肝胆病、肠胃疾病、泌尿生殖系统疾病等慢性病就会离您远远的。

用反射区来治病，说得简单一点就是在反射区摸摸、揉揉、搓搓，或者用按摩工具辅助一下。这种方法最大的好处就是，不用打针，不用吃药，肝肾绝不会受伤害。通过按摩反射区就能直达病灶，而且十分准确。比如手破了，吃止痛药的话，药要先经过食管，然后进入血液，再从血液转到你的手上。而用反射区来治疗，效果就不一样了，手破了，揉一下同侧的脚趾头，比吃止痛药效果快得多，而且还非常有用，根本不用让身体遭那么大的罪。也就是说，用反射区治病完全不会扰乱我们身体内部器官的和谐关系，更不必去病灶区折腾。只要在相应的反射区施以刺激，就能轻松遥控疾病，不必亲自潜入敌方阵营也能将之一举歼灭。

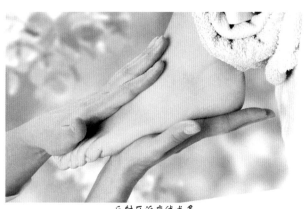

反射区治病优点多

⊙ 刺激反射区，激发身体潜能

人生病了，其实就是身体内脏的五行生克乱套了。这时候，把身体的五行调顺，所有的病就都化解了。反射区就像海绵，吸收性或者说包容性非常好，很多外治的方法都可以与反射区相结合，没有什么局限性，并且可以取得更好的作用，防病于未然。

究竟应该如何激发身体的潜能，又怎样让这些潜能对疾病起作用呢？反射区一般都是有一定的面积的，它不像经络那么长，而是一小块，像子宫的反射区就是内脚踝里侧一片梨形的区域，但也有特别的，像小脑、脑干反射区就是大脚趾内侧的一个点。在具体治疗的时候，区域比较大的，就用拇指按揉或者用手掌推刮，区域比较小的，用手指按揉可能不太方便，可直接用手指的指腹来点按。

身体的健康，交给自己来调理。用按、揉、搓、刮的方法作用在反射区，平时注意好将顺反射区，激活身体各个器官的潜能，让它们风调雨顺地运行，这样身体自然就会越来越好。

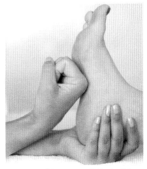

刺激反射区可激发身体潜能

"手"护健康
——别让幸福从指间溜走

⊙ 手是人体的缩影

中医理论认为：人体是统一的，既气血相通又经络相连，且各脏腑及脏腑与体表之间又循五行、遵阴阳、相生相克，所以身体任何一个局部都有可以反映全身是否健康的讯息。

手部是部分经络的起止点，与周身器官密切相连，且手部腧穴汇通全身经脉，是反映人体内在健康最直接的窗口，内部器官的病变亦均可在手上被映现出来。手部的反映点恰似一个倒置的人体缩影，通过手部的观察，我们可以发现身体许多的疾病，并判断出自己的健康状况。

手指位于人体的远端，也是血液回流的起点之一。健康的手指气血旺盛且发育良好，五指丰满、畅直、灵活、有力，其中又以拇指和示指更为有力；指甲呈粉红色、有光泽、厚薄适中、软硬适度、不易折断、表面光滑；此外，指甲根部有半月甲呈白色。中医认为，五指能反映五脏六腑的盛衰。

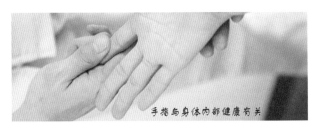

手指与身体内部健康有关

拇指与头脑机能有关　拇指与先天头脑发育有关，可体现意志力，一般以长而健壮为佳。

示指显示肝脏健康状态　一般以指节柔软富有弹性且圆长健壮为佳。指节的长度，以第一节最长，第二节、第三节依次稍有递减。

中指提示心脏循环系统功能　中指一般以圆长健壮为佳，中指指形直而不偏曲者，大多心脏机能好，元气旺盛，精神饱满而少病。

无名指提示肾脏和生殖系统的状况　无名指又被称为"药指"，以圆秀健壮、指形直而不偏曲，指节圆润有力、纹理清爽为佳。无名指与人的整体健康状况有关，大多提示肾脏和生殖系统功能的强弱。

小指反映泌尿生殖系统的强弱　小指以指节长短相称、直而不偏曲为佳。小指与生育机能的强弱有关，主要反映泌尿生殖系统功能。

⊙ 观手诊病

手形辨病

手掌肌肉弹性差：容易疲劳，精力欠佳。

手掌软薄无力：精力衰退，体弱多病。

手掌硬直而瘦：可能患有脾胃疾患，多为消化系统功能减退的征象。

大鱼际处青筋鼓起：脾胃虚寒，易患泄泻。若是急性腹泻，则青筋鼓起更为明显。

大小鱼际太过臃厚：可能患有高脂血症。

手色辨病

掌色苍白，青筋暴露：常见于感冒引发的肺部疾病。

手掌面呈黄色：多有肝胆方面的疾病。

手掌面呈紫色：多为瘀血表现；若紫色出现在劳宫穴处，多提示有冠心病、动脉硬化。

手掌面呈红色：多有口臭、咽干、多食善饥等内热证。

大鱼际上部的颜色发红：多见于上呼吸道炎症，如扁桃体炎、支气管炎、口腔溃疡等。

小鱼际处发红、色深：称之为肝掌，多数是肝硬化的表现。

手指辨病

拇指过分粗壮：其人多性情偏激，易动肝火，有患中风及心脏疾患的倾向。

示指苍白而瘦弱：提示肝脏功能较差；若示指偏曲，指尖漏缝，则揭示消化系统不健康。

中指直而不偏曲：则心脏功能佳，元气旺盛，反之，则心脏功能差，造血功能也欠佳。

无名指瘦小、柔弱：大多为肾脏和生殖系统功能较差。

小指太过细小：易患肠道疾病，引起消化不良或排便不畅。

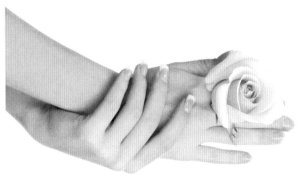

身体问题往往会反映在手上

指甲辨病

指甲短小，且已呈现暗红色：患上心脏病、脑血栓、脑出血的概率很大。

指甲半月甲发青：则表示呼吸系统有问题，容易患上心血管疾患。

半月甲过大：表示经常处于焦虑、紧张的状态，在脑力劳动者中比较多见；对于胃溃疡患者来说，要小心溃疡发作；对于心血管疾病患者来说，要警惕中风。

完全看不到半月甲：大多有贫血或神经衰弱的症状。

指甲上有横纹：表明有肠胃炎、结肠炎等肠胃疾病。

指甲偏白：多见于营养不良或贫血患者。

指甲呈青紫色或有瘀血点：多见于冠心病、心绞痛患者。

指甲，尤其是拇指和示指的指甲呈浅黑色：消化系统可能有问题。

指甲硬脆容易出现裂痕：多见于甲状腺功能低下、维生素A缺乏、B族维生素缺乏等症，也有可能患有肺气肿或缺铁性贫血等病症。

指甲灰暗：多表示该患者肾功能不全。

⊙ 手部反射区挂图缩影

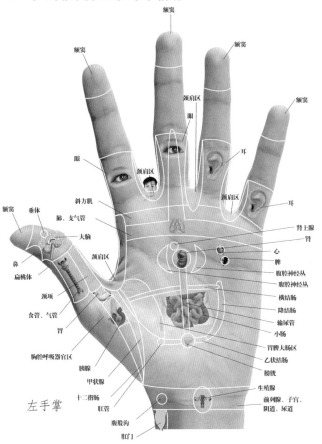

左手掌

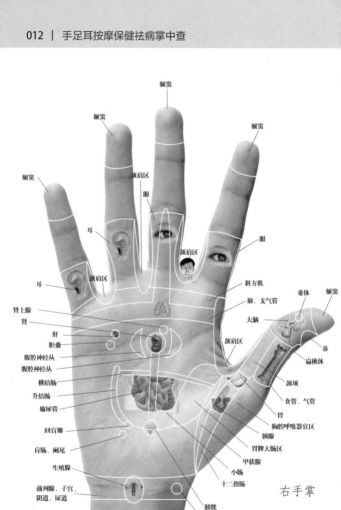

额窦　额窦　额窦　额窦　额窦

颈肩区
眼
耳
颈肩区
耳
颈肩区

斜方肌
垂体
额窦
肺、支气管
大脑
鼻
扁桃体
颈项
颈肩区
食管、气管
胃
胸腔呼吸器官区
胰腺
胃脾大肠区
甲状腺
小肠
十二指肠

肾上腺
肾
肝
胆囊
腹腔神经丛
腹腔神经丛
横结肠
升结肠
输尿管
回盲瓣
盲肠、阑尾
生殖腺
前列腺、子宫、
阴道、尿道
膀胱
腹股沟

右手掌

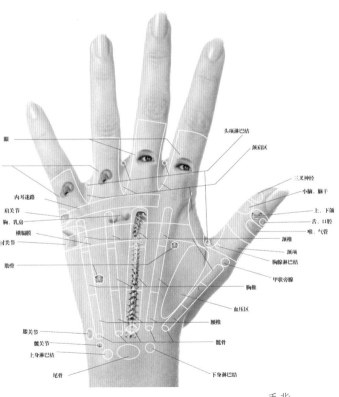

眼
头项淋巴结
颈肩区
内耳迷路
三叉神经
肩关节
小脑、脑干
胸、乳房
上、下颌
横膈膜
舌、口腔
腕关节
喉、气管
肋骨
颈椎
颈项
胸腺淋巴结
甲状旁腺
胸椎
血压区
腰椎
膝关节
髋关节
骶骨
上身淋巴结
尾骨
下身淋巴结

手背

手部反射区大药

① 大脑反射区

② 额窦反射区

③ 小脑、脑干反射区

④ 垂体反射区

⑤ 三叉神经反射区

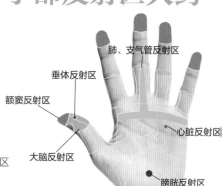

肺、支气管反射区

垂体反射区

额窦反射区

大脑反射区

心脏反射区

膀胱反射区

内耳迷路反射区

小脑、脑干反射区

三叉神经反射区

胸（乳房）反射区

反射区	主治疾病
①**大脑**反射区	脑震荡、头痛、神经衰弱、视觉受损
②**额窦**反射区	脑震荡、鼻窦炎、头痛、感冒
③**小脑、脑干**反射区	高血压、头晕、失眠、肌肉紧张
④**垂体**反射区	更年期综合征、小儿发育不良
⑤**三叉神经**反射区	面神经麻痹、失眠、偏头痛、神经痛
⑥**内耳迷路**反射区	头晕、耳鸣、高血压、低血压
⑦**胸（乳房）**反射区	胸部疾病、呼吸系统疾病、心脏病
⑧**肺、支气管**反射区	肺炎、支气管炎、肺气肿、胸闷
⑨**心脏**反射区	心绞痛、心悸、胸闷、高血压、低血压
⑩**膀胱**反射区	膀胱炎、尿道炎、膀胱结石、高血压

⑥ 内耳迷路反射区

⑦ 胸（乳房）反射区

⑧ 肺、支气管反射区

⑨ 心脏反射区

⑩ 膀胱反射区

⊙ 手部按摩防治百病

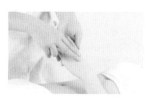

指摩法

术者将一手手指的指关节腹面附着在施术部位，进行有节奏、有规律的直线或环形摩擦。

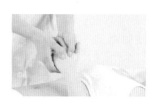

指按法

术者用一手的拇指指腹按压施术部位，或双手拇指交叠同时施力，按压施术部位。

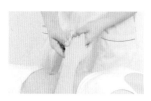

指揉法

术者用拇指指腹着力于施术部位，以一定的力度旋转揉动，达到带动皮下组织的效果。

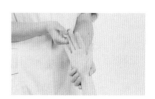

掐法

术者用拇指指甲着力，用力地掐压施术部位；或者用双手拇指同时着力，掐压施术部位。

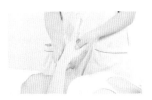

揪法

术者用拇指和示指揪住施术部位向外牵拉或者以示指、中指呈钳形夹住施术部位，向外拔出。

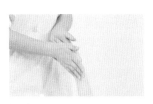

搓法

术者用两手掌面夹住肢体的一定部位，对称用力做方向相反的来回搓揉动作，动作幅度均等。

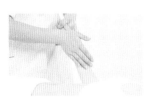

擦法

术者用掌面着力于施术部位，触于皮表，循于肌肤推擦或摩擦，以产生一定的热量为度。

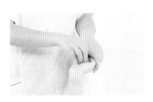

叩法

用小鱼际叩击施术部位或五指指端并拢，以腕部屈伸带动手部，用指端叩击施术部位。

⊙ 不可不知的手部运动

旋转拇指

我们有时候会感觉自己精力不旺盛，很容易疲乏，不妨试试让拇指作360度的旋转，旋转时尽量让拇指的指尖画出圆形。刚开始的时候手指可能会有点不灵活，但反复进行几次以后，拇指就会很听话地顺着节奏去旋转，一般以顺时针方向及逆时针方向各自旋转1～2分钟即可。

自我握手

这是一种很简单的养生方法，将左右手掌靠拢在一起交替对握，关键在于右手拇指要有意识地用力抓住左手的小鱼际肌，左手拇指抓住右手的小鱼际肌，紧握3秒钟后双手分开，左右相互紧握5～6次。

手指交叉

当感到大脑疲劳、注意力不集中时，不妨将双手手指交叉地扭在一起。一只手拇指在上交叉一会儿后，再换成另一只手拇指在上，然后将手指尖朝向自己，并使双手腕的内侧尽量紧靠在一起，反复进行几次。

知"足"常乐

——护好足，一生福

⊙ 足，人体的"第二心脏"

　　足部具有穴位多、位置低、血液少的特点，素有"第二心脏"之称。由此可见，足部在人的身体中有着非常重要的地位。

　　心脏的主要功能是推动血液流动，带动全身血液循环，以供给身体各个器官和组织氧气和营养。而足部则是整个人体大循环中的折返点。当血液运行到这里，又会重新走上返回心脏的道路。

　　因此足部就好比心脏一样，须要参与血液循环的推动。但是，血液从心脏流向足部是容易的，而从足部回流至心脏却是比较困难的。因为足部离心脏的距离最远而且又处于人体的最低位置。所以这时候人体就非常需要足部的神经、肌肉、血管等来发挥其"第二心脏"的作用，帮

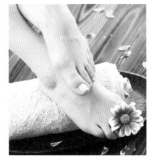

足部是血液循环的折返点

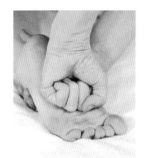

刺激足部能改善血液循环

助推动血液的运行，使之返回心脏。

足部与全身的脏腑器官有着非常密切的关系，足部有很多反射区，这些反射区和穴位与人体的脏腑器官相对应，刺激足部反射区和穴位有助于改善全身的功能，增强机体的抵抗力，并能防治疾病。

经常刺激足部反射区和穴位还能够改善足部血液循环，使之真正良好地发挥"第二心脏"的功能，即依靠下肢骨骼肌的张力增大和等长收缩，来挤压下肢血管，迫使下肢静脉中的血液通过静脉瓣回流至心脏，使体内血管扩张、血流加速、血流量增大，从而促使器官组织新陈代谢，增加组织细胞活力。

⊙ 足为根，坚持足疗有奇效

在人们越来越重视医疗保健的今天，有越来越多的保健方法及保健品供大家选择，但是长期吃保健品也可能会对身体有一些影响，保健品并不适合每一个普通人。除了吃保健品，去医院，我们还有没有其他的方式来保健身体呢？足部理疗就是一个不错的选择。

随着人们生活节奏的加快，工作压力的增大，越来越多的人都处于亚健康的状态。足疗是一种调整身体状态、缓解生活压力的理想疗法。足部按摩可以加快血液循环，调节神经系统，改善睡眠。坚持足疗，不仅能够促进新陈代谢，防治各种外科、内科、妇科、男科、皮肤科等相关疾病，而且同时还能达到美容养颜、保养心肺的效果。

足疗没有副作用，改善健康状况的成果很可观，只要按摩伸手可及的脚，就能知道身体状况，进而进行治疗和预防，且可以随时随地操作，人人都可以做到，几乎不用任何费用。例如，脚部水肿，以及角质状况，或是皮肤因为干燥而变粗糙等，只要摸摸脚底就能发现身体的变化。要知道，人体的异常会最先出现在足部。每天仔细摸摸自己的脚，了解自己的身体状况，把它当做日常生活习惯，就能够有效地预防疾病的发生。

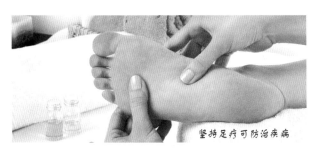

坚持足疗可防治疾病

⊙ 观足诊病

足型辨病

实型足：五趾向中间靠拢，拇趾外倾，弧度适当且紧贴第二趾；趾甲、足弓、掌垫等均正常。此足型的人各脏器功能正常，抗病能力强，不易为外邪侵袭而感染疾病。

散型足：五趾向外散开不能合并，足部整体显得瘦小。趾甲泛白，透明度降低，足弹性不强，掌弓下陷，掌垫扩大。此足型的人体质虚弱，特别容易感冒。

骨型足：大脚趾短窄，二脚趾突出，各脚趾明显向脚心歪斜，足中部鼓宽，足呈钝梭形。此足型的人体质较差，常见于泌尿系统病变和神经系统病变。

枯型足：足部皮肤干燥，无肌肉感，骨形突出，趾甲无华，甚至产生褶皱或重甲。此足型的人营养吸收不好，多见于脑力劳动过度或房事过度，损伤肾精者。

跷型足：大脚趾上翘，其余四个脚趾向下扣，足背可见青色血管，大脚趾下常可见掌垫加厚，多见于脑力劳动者和性生活无度者。

足姿辨病

双足长度不一，差距较大：易感冒，或患有胃病，女性易发生痛经。

俯卧时，双足足尖向左倾斜：提示左心或左腿有疾患。

俯卧时，双足足尖向右倾斜：提示右肾或心脏功能不好，可能患颈部淋巴结核。

仰卧时，只有一只脚向外侧倾：提示同侧腋下淋巴结易肿胀。

喜欢仰卧、屈膝、脚掌平放在床上：有可能患有消化道疾病。

仰卧，将足尖对足尖，足跟对足跟，脚掌心不能合拢：提示女性易患子宫肌瘤、子宫癌、难产、不孕、性功能减退及其他子宫、卵巢、输卵管疾病。

足色辨病

脚掌皮肤发青：可能是静脉曲张或中风先兆。

脚掌皮肤发赤：提示多血体质，易患实热证、炎症等。

脚掌皮肤发黑：提示有瘀血及肿瘤可能。

脚掌皮肤发黄：提示患有肝炎、脾病等。

趾甲辨病

趾甲苍白：可能患有贫血。

趾甲半白半红：可能患有肾脏疾病。

趾甲常呈青色：可能患有心血管疾病。

趾甲呈紫色：往往是心肺患病的征象。

蓝甲和黑甲：很可能是甲沟炎或服用了某些药物所致。

趾甲变得不平、薄软、有纵沟，甚至剥落：可能出现了营养不良。

趾甲横贯白色条纹：要警惕糙皮病、慢性肾炎或砷中毒。

趾甲扣嵌入肉或呈钩状：可能会有多发性神经炎、神经衰弱或脉管炎等症。

趾甲动摇脱落：可能患有肝病。

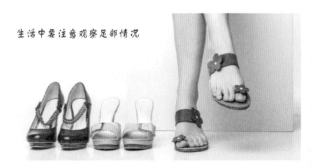

生活中要注意观察足部情况

⊙ 足部反射区挂图缩影

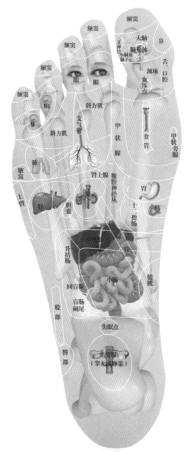

右足底

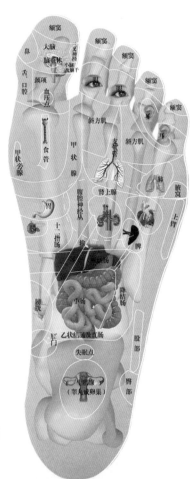

左足底

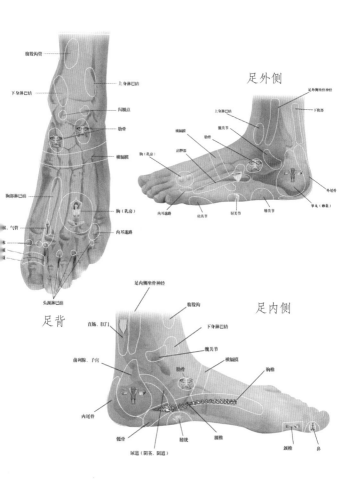

足外侧

足背

足内侧

足部反射区大药

① 大脑反射区

② 额窦反射区

③ 小脑及脑干反射区

④ 三叉神经反射区

⑤ 颈项反射区

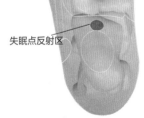

三叉神经反射区

大脑反射区

小脑及脑干反射区

额窦反射区

颈项反射区

肺及支气管反射区

甲状腺反射区

肝反射区

肾反射区

失眠点反射区

反射区	主治疾病
①**大脑** 反射区	脑血栓、头晕、头痛、神经衰弱
②**额窦** 反射区	中风、头痛、眼耳口鼻疾病
③**小脑、脑干** 反射区	高血压、脑震荡、肌腱关节疾病
④**三叉神经** 反射区	面神经麻痹、感冒、失眠、神经痛
⑤**颈项** 反射区	颈项酸痛、头晕、落枕、高血压
⑥**甲状腺** 反射区	甲状腺功能亢进或低下、失眠
⑦**肺及支气管** 反射区	肺炎、支气管炎、肺气肿、胸闷
⑧**肝** 反射区	肝炎、肝硬化、食欲不振、眼病
⑨**肾** 反射区	肾炎、肾结石、腰痛、高血压
⑩**失眠点** 反射区	失眠、多梦、头晕、头痛

⑥ 甲状腺反射区

⑦ 肺及支气管反射区

⑧ 肝反射区

⑨ 肾反射区

⑩ 失眠点反射区

⊙ 足部按摩手法需先知

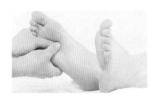

拇指指腹按压法

术者用一手的拇指指腹贴于施术部位施力，按压施术部位；或者两拇指交叠，贴于施术部位按压。

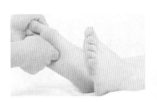

单示指叩拳法

术者四指握拳，示指弯曲，以近节指间关节顶压施术部位；或者以按摩棒贴于施术部位顶压。

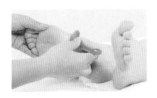

刮压法

术者拇指固定，示指弯曲，用示指尺侧缘刮压施术部位；或者用刮痧板贴于施术部位刮压施术。

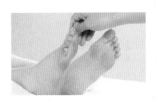

指揉法

术者用拇指指腹着力于施术部位旋转揉动；或者用示指、中指贴于施术部位旋转揉动。

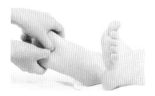

掐法

术者用单手拇指指甲用力掐压施术部位；或者用双手拇指同时着力，掐压施术部位。

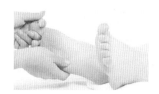

双指夹压法

术者一手示指、中指弯曲呈钳状，夹住施术部位，对施术部位施力夹压并向外牵拉。

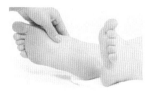

拇指指腹推压法

术者以一手拇指指腹贴于施术部位，施力推压；或者双手握住足部，用拇指指腹同时施力推压按摩。

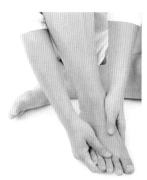

了解手法，自己足疗保健康

⊙ 简单小动作，足部大健康

踩黄豆

在沙发前面开辟一小块地带，铺上黄豆，每天看电视的同时光脚在上面踩15分钟，因为黄豆大小很适中，对穴位的刺激也相对温和，可以相对轻缓地促进新陈代谢，排毒和燃脂双管齐下。但过饱或过饿时请勿采用该方法。踩完黄豆后马上喝杯白开水，排毒效果会更好。

植物纤维摩擦脚心

足疗过程中通过适当地刺激脚底，就能够刺激到肾上腺，促使肾上腺分泌激素，增强新陈代谢。生活中我们可以借助一些小东西来进行足部按摩，而且简便易行。例如，每天洗脚后，用丝瓜络之类的天然植物纤维用力摩擦脚心，也可在临睡前两脚互相摩擦脚心，直至发热为止，要尽量使用柔软适合自己皮肤的植物纤维，防止划伤皮肤。

踮脚走路

这个动作非常简单，须要分别用脚尖、脚跟、脚内侧、脚外侧走路，踮脚走路能锻炼到小腿不同部位的肌肉，增强肌肉力量与关节稳定性，预防日常出现的踝关节扭伤，但在初期练习时一定要小心，可以先扶住一些东西，熟练后再慢慢放开。

多活动脚趾

根据中医经络理论，胃经通过脚的第二趾和第三趾之间，管脾胃的内庭穴也在脚趾的部位。如果你的胃肠功能较弱，不妨经常锻炼脚趾，比如练习脚趾抓地，或者是用二趾和三趾夹东西。

光脚滚网球

经常按摩足底可以缓解背部肌肉的酸痛感，因为足底肌膜、小腿肌肉与背部及颈部肌膜都有关联，如果你常常腰酸背痛，可以试试把网球或者高尔夫球放在脚底，从脚趾到足跟缓慢滚动按摩2～3分钟。

大饱"耳"福

——护耳护健康

⊙ 双耳是身体的健康源泉

如果你认为耳朵就是个能架眼镜腿的架子，或者是挂各种各样耳坠儿的挂钩，那对耳朵来说就太不公平了。其实双耳是我们身体的健康源泉，小小的耳朵上有很多治病的良药，而且这味药就在您随手能摸得到的地方。

《黄帝内经·灵枢·口问》指出："耳者，宗脉之所聚也。"耳朵虽然小，但是我们的手、足、耳、臀、面、舌、眼、腹、背脊、掌骨等在耳朵上都有相应的反射区，平时没事儿的时候，多揉揉或点点耳朵，发现一些有痛点的地方，就证明你身体的某些地方可能出毛病了。这时候不用担心，找到最痛的点，忍着点儿疼，使劲儿点按，最好是用按摩棒。一般点按几分钟，在经历刺痛、钝痛、微痛、不痛的过程中，病灶区的痛感就得到缓解了，疾病也就得到一定程度的控制。

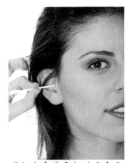

耳部有身体各部的反应点

⊙ 看一看，摸一摸，观耳诊病

耳形辨病

耳郭薄软、无耳垂：提示脏腑功能弱，抵抗力低下，易患病。

耳郭萎缩：提示身体虚弱，常见于慢性消耗性疾病，或大病之后。

耳郭背部呈陷窝状或皱襞状伴指甲压痕样的微小畸形：提示先天性神经发育不良，易患精神分裂症。

耳垂肉厚而宽，色红：身体肥胖的人容易患脑出血。

耳折征即耳垂上之斜行折纹：双侧均见折纹者为冠心病之征。

受寒时耳垂紫红肿胀，或伴溃疡、痂皮：这是体内糖过剩的表现，易患糖尿病。

耳郭上缘低于眼水平线以下：提示先天性肾发育不良，影响骨的发育，此类人易患骨病、肾病及生殖系统疾病。

耳垂肉薄呈咖啡色：见于肾脏病、糖尿病。

耳郭薄而瘦小：先天亏损，肾气不足。

耳轮干枯，颜色焦黄：肾精亏虚，精不上荣。

耳色辨病

耳郭色淡白：气血不足或肾气虚弱。

耳郭色黑：见于肾虚，多有重病。

耳郭色鲜红：主热证，常见于发热患者。

耳郭红而痛：为肝胆湿热或火毒上蒸，或炎症所致。

耳轮红肿：为风热、肝阳火盛的表现，易引起咳嗽、鼻塞、头痛等。

耳郭色黄：提示为贫血或黄疸。

耳郭或全耳色白：提示患贫血、低血压等。

耳郭色暗红：主血瘀，提示有血液循环障碍。

耳肤辨病

耳郭上产生白色的糠皮样皮肤脱屑，擦之不易除去：常见于各种皮肤病。

红色丘疹：多见于急性炎症，如急性膀胱炎、急性结肠炎等疾患。

白色丘疹：多见于慢性器质性疾病，如消化不良、肾结石、肺结核等。

水疱丘疹及灰色丘疹：多见于过敏性疾病或慢性功能性疾病，如内耳眩晕症、耳鸣、慢性咽炎、神经症、月经不调、多梦等。

⊙ 耳部反射区挂图缩影

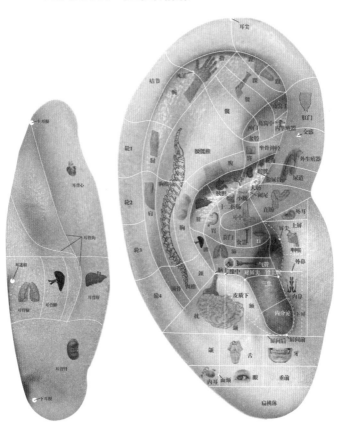

① 耳尖反射区

② 内耳反射区

③ 膝反射区

④ 交感反射区

⑤ 腹反射区

耳部反射区大药

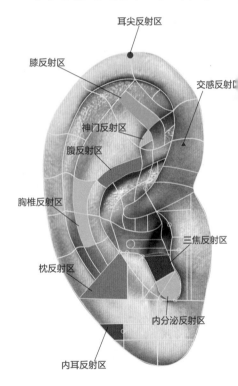

耳尖反射区

膝反射区

交感反射区

神门反射区

腹反射区

胸椎反射区

三焦反射区

枕反射区

内分泌反射区

内耳反射区

反射区	主治疾病
①**耳尖**反射区	高血压、发热、急性结膜炎
②**内耳**反射区	耳鸣、听力减退
③**膝**反射区	风湿性关节炎、膝部肿痛
④**交感**反射区	胃肠痉挛、胃痛
⑤**腹**反射区	腹痛、腹泻、腹胀
⑥**胸椎**反射区	胸背痛、椎间盘突出
⑦**神门**反射区	失眠、急性腰扭伤、麦粒肿
⑧**枕**反射区	头痛、恶心、晕动症
⑨**三焦**反射区	便秘、单纯性肥胖
⑩**内分泌**反射区	月经不调、更年期综合征

⑥ 胸椎反射区

⑦ 神门反射区

⑧ 枕反射区

⑨ 三焦反射区

⑩ 内分泌反射区

⊙ 简易耳部按摩法

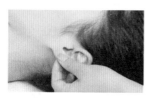

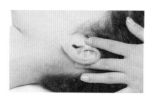

捏揉法

用拇指和示指或中指指腹相对捏揉，同时以每分钟20～30次的频率旋转揉动耳穴。

搓摩法

将示指屈曲或器具（牙签之类）置于耳部相应的施术部位，以指腹施力，做上下或左右来回搓摩。

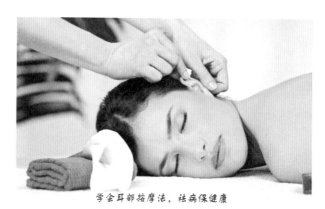

学会耳部按摩法，祛病保健康

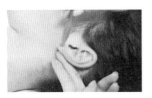

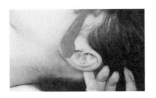

切按法

用指甲或器具（牙签或按摩棒）切压耳部反射区，一按一放有节律地反复施术1～2分钟。掌握好切按的力度，避免刮破耳部皮肤。切按的动作要保持平稳的节律。

刮压法

手持刮痧板刮压施术部位，顺着一个方向有节律地反复施术1～2分钟，每日施治2～3次。施术前将双手清洗干净，并对刮痧板进行消毒，掌握好刮压的力度。

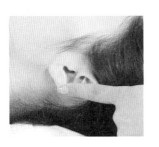

指摩法

用手指指腹贴于施术部位，以一定的力度进行有节奏、有规律的直线或环形摩擦。施术前应将指甲修剪平整。

⊙ 简简单单的耳部按摩养生操

拎耳屏

双手合指放在耳屏内侧后，用拇指、示指提拉耳屏，自内向外提拉。手法由轻到重，牵拉的力量以不痛为限。每次3~5分钟。此法可治疗头痛、头昏、神经衰弱、耳鸣等疾病。

扫外耳

用双手将耳朵由后向前扫，这时会听到"嚓嚓"声。每次20下，每日数次。长期坚持，可强肾健身。

拔双耳

两示指伸直，分别伸入两耳孔，旋转180度，反复3次后，立即拔出，耳中"啪啪"鸣响，一般拔3~6次。此法可使听觉灵敏，并有健脑之功效。

搓摩全耳

双手掌心摩擦发热后，向后按摩耳正面，再向前反折按摩背面，反复按摩5~6次。此法可疏通经络，对肾脏及全身脏器均有保健作用。

鸣天鼓

两掌分别紧贴于耳部，掌心将耳孔盖严，用拇指和小指固定，其余三指一起或分指交错叩击头后枕骨部，即脑户、风府、哑门三穴，耳中"咚咚"鸣响如击鼓。该方法有提神醒脑、宁眩聪耳之功效，不仅可作为日常养生保健之法，而且对中老年人常见的耳鸣、眩晕、失眠、头痛、神经衰弱等病有良好的疗效。

摩耳轮

以示指贴耳郭内层，拇指贴耳郭外层，不分凹凸高低处，相对捏揉。如果发觉痛点或结节，表示对应的器官或肢体有病变的可能，适度增加捏揉次数可治病，一次2~5分钟即可。

推耳后

用两手中指指面，分别置于两耳后，沿翳风、瘈脉、耳壳后、颅息上下来回各推擦20~30次，至局部皮肤发热。具有滋肾养肝、降血压的作用。

小事不糊涂，

注意按摩细节

对的时间

按摩标准时间：每次按摩时间以20～30分钟为宜，按摩次数以12次为1疗程。

不同反射区按摩时间：足部按摩以早晚各30分钟为佳，足部膀胱、肾脏、输尿管、肾上腺等反射区以每日按摩15分钟为宜，饱食之后不宜立即进行足底按摩。但手足耳部的按摩时间没有具体硬性规定，在身心放松、心情愉快的任何时候均可进行。

对的准备

手足浴：在按摩之前，宜对手足进行温热的刺激，这样可以起到行气活血、调理内脏功能的效果，亦可选择合适的中药配方进行手足浴。将药碾碎后，用沸水沏开，然后用药的蒸汽熏蒸双手掌心或者足底部。当手足感觉温热时，可先移开然后再靠近，反复多次。待水温适宜时，将手或者足浸泡在水里30分钟后擦干，转入按摩环节。

环境准备：按摩可以在任何环境条件下进行，但是一个优雅、整洁、安静的环境无疑更有利于提高按摩的质量。因而，在按摩之前，不妨播放一曲令人愉悦的轻音乐，喷洒少量的香水或者空气清新剂，营造一种能够使人身心放松的气氛。

对的力度

按摩手法的轻重要适合：太轻则难以起到治疗效果，太重则容易造成不必要的伤害。一般说来，在按摩的初始阶段，手法一定要轻。

按摩力度要适合：按摩力度视部位和受术者而定。老幼体质较弱者，按摩时力度不宜过重。

对的配合

按摩时要呼气：呼气时，人体肌肉松弛，按摩部位不仅痛感少，而且穴位和反射区的传导效果佳、治疗效果好。

按摩前请勿吸烟：香烟中的尼古丁含有百余种毒物，会造成人体交感神经紧张、血管收缩、血液循环不畅，影响按摩效果。

不是所有人都适合

按摩手足耳

手部按摩宜忌

适宜证

各种炎症： 如盆腔炎、气管炎、乳腺炎等。

过敏性疾病： 如过敏性鼻炎、过敏性哮喘等。

慢性胃肠道疾病： 如慢性胃炎。

神经官能症： 如神经衰弱、失眠、焦虑症等。

禁忌证

手部疾病： 手部皮肤有创伤、感染或者患有皮肤病的人不可进行按摩，如湿疹、烫伤或开放性伤口。

严重病症及特殊人群： 患有某种传染性疾病（如肝炎、结核等）的患者，不宜按摩；严重心脏病、精神病、高血压及脑、肺、肝、肾等疾病患者均不宜按摩。

身体不适： 应避免在过饥、过饱或过度疲劳时按摩，饭前、饭后1小时内不宜按摩；沐浴后、剧烈运动后、饮酒后、高热时、女性月经期，均不宜按摩。

足部按摩宜忌

适宜证

神经系统疾患：神经痛、神经麻痹、瘫痪、癫痫、头痛、失眠等。

内分泌系统及免疫系统疾患：甲状腺功能亢进或减退、垂体机能失常造成的发育障碍或肥胖症等。

循环系统疾患：心律不齐、高血压、低血压、贫血等。

消化系统疾患：食欲不振、打嗝、呃逆、呕吐、腹胀、腹泻、便秘、肠胃功能紊乱等。

呼吸系统疾患：感冒、哮喘、咳嗽、支气管炎、肺气肿等。

泌尿系统疾患：尿频、尿失禁、遗尿、尿闭、肾脏功能不全等。

生殖系统疾患：不孕症、月经不调、阳痿、前列腺肥大、更年期综合征等。

五官疾患：近视、耳鸣、晕车等。

⊠ 禁忌证

足部疾病： 足部皮肤有创伤及病变的患者，如足部有外伤、水疱、疥疮、发炎、化脓、水肿及较重的静脉曲张患者，不宜随便按摩足部。

严重病症： 严重出血病患者，如咯血、吐血、便血、脑出血、胃出血、子宫出血及其他内脏出血，不宜进行足部按摩；急性传染病，外科急症如骨折、烧伤、组织脏器穿孔等，不宜随便按摩足部。

特殊人群： 妊娠及月经期的女性足部按摩要慎重；重度高血压患者应避免做足部按摩，以免因疼痛而使血压急剧升高；老年人若有局部疼痛，应先确定是否患有骨质疏松，以免按摩时造成骨折；年老体弱及身体虚弱者，不宜按摩足部；酒醉后、饥饿、极度疲劳、精神紧张或情绪不稳定的人，不宜进行足部按摩。

耳部按摩宜忌

适宜证

疼痛： 扭伤、切割伤、骨折、烫伤等外伤性疼痛，瘢痕痛、麻痹后的疼痛，头痛、三叉神经痛、肋间神经痛、坐骨神经痛等神经性疼痛。

各种炎症性疾病： 如中耳炎、牙周炎、咽喉炎、扁桃体炎、急性结膜炎、腮腺炎、胸膜炎、气管炎、胃炎、肠炎、阑尾炎、胆囊炎、盆腔炎、睾丸炎、风湿性关节炎、末梢神经炎等。

变态反应性疾病： 如过敏性鼻炎、过敏性哮喘、过敏性紫癜、过敏性结肠炎、结节性红斑、红斑狼疮、风湿热、荨麻疹、药物疹等。

内分泌代谢及泌尿生殖系统疾病： 如糖尿病、肥胖症、甲状腺功能亢进、急性甲状腺炎、尿崩症、垂体瘤等。

功能性疾病： 如内耳眩晕症、心律不齐、高血压、多汗症、性功能障碍、眼肌痉挛、面肌痉挛、神经衰弱、自主神经功能紊乱、小儿多动症、月经不调、功能性子宫出血、内分泌失调等。

预防保健： 可用于感冒、晕车、晕船的预防；此外，还具有美容、减肥、催乳等功效。

禁忌证

耳部疾病： 聋哑者不宜进行耳部按摩；耳鸣、眩晕严重者暂停进行耳部按摩，否则会加重病情；耳周皮肤发炎、外耳道发炎者不能按摩。

严重病症： 患严重心脏病者不宜按摩，更不宜用强刺激手法；年老体弱者、有严重器质性疾病者、高血压患者，治疗前应适当休息，治疗时手法要轻柔，刺激量不宜过大，以防意外。

特殊人群： 女性怀孕期间，特别是有习惯性流产史的孕妇忌耳部按摩。

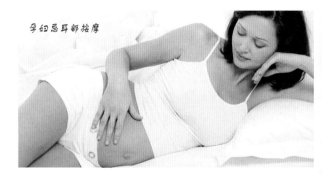

孕妇忌耳部按摩

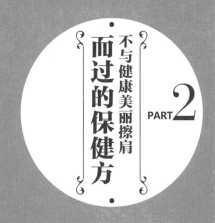

PART 2

不与健康美丽擦肩

而过的保健方

手足耳按摩疗法，
是一种集预防、治病、
保健、养生于一体的绿色健康疗法。
每天坚持几分钟，
按一按、揉一揉，
能有效维护身体功能，
还您健康美丽

心肺保养好，

疾病不来找

心脏和肺腑是人体的重要器官，前者负责为血液循环提供动力，后者主呼吸。心肺功能失调者主要表现为心动过快或过缓，并且伴有胸闷、心悸、气短等症状。平时要注意锻炼和加强心肺功能，以免累及其他脏腑功能。

【选取反射区】手部肺、支气管反射区，心脏反射区；足部肺及支气管反射区，心脏反射区；耳部心脏反射区，肺反射区。以上反射区配合使用，可以宣肺平喘，改善血液循环，强化心肺功能。

养生足浴配方

【配方】酸枣仁、桑白皮、山药、党参、桂枝各30克。

【用法】将以上药物加水3000毫升，煮沸后再煎半小时，滤渣，将药液倒入盆中，待温度适宜时，放入双足浸泡15分钟。每晚浸足1次，10次为1疗程。

肺、支气管反射区

肺反射区位于双手掌侧，横跨第二、第三、第四、第五掌骨，靠近掌指关节区域。支气管反射区位于中指第三节指骨。刺激本反射区可疏风，止咳化痰。

心脏反射区

位于左手尺侧，手掌及手背第四、第五掌骨之间，近掌骨头处。刺激本反射区可理气止痛，强心通脉。

按摩▶肺、支气管反射区

按摩▶心脏反射区

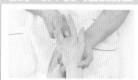

1 采用指按法按压肺、支气管反射区1~2分钟。

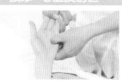

2 采用掐法掐按心脏反射区1~2分钟，以局部酸痛为宜。

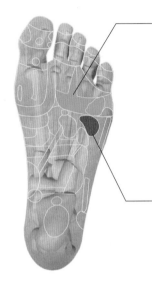

肺及支气管反射区

肺反射区位于双足自甲状腺反射区向外到肩反射区处约一横指宽的带状区。支气管反射区自肺反射区中部向第三趾延伸。刺激本反射区可疏风活络，止咳化痰。

心脏反射区

位于左足足底第四跖骨与第五跖骨前段之间。刺激本反射区可理气止痛，强心通脉。

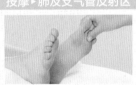

按摩▶肺及支气管反射区

3 采用拇指指腹按压法按压肺及支气管反射区2~5分钟。

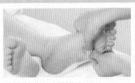

按摩▶心脏反射区

4 采用拇指指腹按压法按压心反射区2~5分钟。

心脏反射区

位于耳甲腔正中凹陷处，即耳甲15区。刺激本反射区可调经统血。

肺反射区

位于心脏、气管区周围处，即耳甲14区。刺激本反射区可养肺护咽。

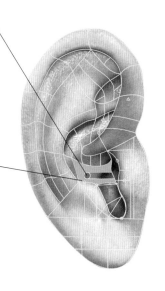

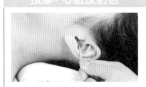

按摩▶心脏反射区

5 采用切按法切压心脏反射区1~2分钟，以局部发红为宜。

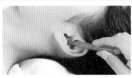

按摩▶肺反射区

6 采用切按法切压肺反射区1~2分钟，以局部发红为宜。

肝气调畅，
郁闷自去

肝有疏泄的功能，喜升发舒畅，如因恼怒伤肝，或因其他原因影响气机升发和疏泄，就会引起肝郁的病症。其表现主要有两胁胀满或窜痛，胸闷不舒，且胁痛常随情绪变化而增减。平时要注意调整情绪和心理，使体内之气能够正常地宣泄。

【选取反射区】手部胰腺反射区、肝反射区；足部肝反射区、胆囊反射区；耳部神门反射区、肝反射区。以上反射区配合使用，可以疏肝解郁，理气散结，维护肝功能。

养生足浴配方

【配方】香附、佛手、陈皮各20克，丹参、泽兰各10克。

【用法】将以上药物加水3000毫升，冷水泡半小时，煮沸后煎半小时，滤渣，将药液倒入盆中，温度适宜后放入双足浸泡15分钟。每晚1次，10次为1疗程。

胰腺反射区

位于双手胃反射区与十二指肠反射区之间，第一掌骨体中部的区域。刺激本反射区可生发胃气，燥化脾湿，疏肝理气。

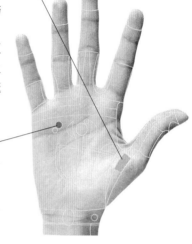

肝反射区

位于右手的掌面，第四、第五掌骨体中点之间近掌骨头处。刺激本反射区可养肝明目。

按摩▶胰腺反射区	按摩▶肝反射区
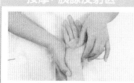	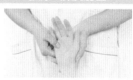
1 采用指按法按压胰腺反射区1～2分钟，以局部酸痛为宜。	**2** 采用指按法按压肝反射区1～2分钟，以局部酸痛为宜。

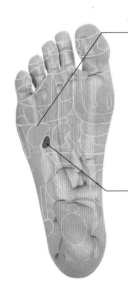

肝反射区

位于右足足底第四跖骨与第五跖骨前段之间，在肺反射区的后方及足背上与该区域相对应的位置。刺激本反射区可养肝明目。

胆囊反射区

位于右足足底第三、第四跖骨中段之间，在肝反射区的内下方。刺激本反射区可利胆疏肝，降逆和胃。

按摩▶肝反射区	按摩▶胆囊反射区

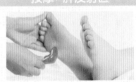

3 采用刮压法刮压肝反射区2～5分钟，以局部酸痛为宜。

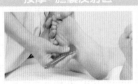

4 采用刮压法刮压胆囊反射区2～5分钟，以局部酸痛为宜。

神门反射区

位于三角窝后1/3的上部，即三角窝4区。刺激本反射区可舒筋通络，解郁安神。

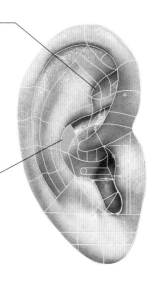

肝反射区

位于耳甲艇的后下部，即耳甲12区。刺激本反射区可保肝利胆，理气调经。

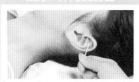

按摩▶神门反射区

5 采用切按法切压神门反射区1~2分钟，以局部发红为宜。

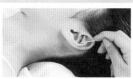

按摩▶肝反射区

6 采用切按法切压肝反射区1~2分钟，以局部发红为宜。

七分养脾胃,
消化自然好

脾胃虚弱,泛指脾气虚、脾阳虚、脾不统血、胃阳虚、胃气虚、胃阴虚及脾胃虚寒等中医证候。其中脾气虚是脾胃虚弱的基本类型,脾气虚证是指脾气不足,失其健运所表现的证候。多因饮食不节、劳累过度、久病耗伤脾气所致。

【选取反射区】手部腹腔神经丛反射区、胃脾大肠区反射区;足部胃反射区、胰腺反射区;耳部胃反射区、脾反射区。以上反射区配合使用,可以补脾益胃,增强消化能力。

养生足浴配方

【配方】焦山楂、陈皮、枳壳各15克,木香、甘草各5克。

【用法】将以上药物加3000毫升水,武火煮沸转文火煎半小时,将药液倒入盆中,水温适宜时放入双足浸泡15分钟。每晚浸足1次,10次为1疗程。

腹腔神经丛反射区

位于手掌掌心第二、第三掌骨及第三、第四掌骨之间，肾反射区的两侧。刺激本反射区可调经统血，健脾回阳。

胃脾大肠区反射区

位于手掌面，第一、第二掌骨之间的椭圆形区域。刺激本反射区可健脾利湿，散寒止痛。

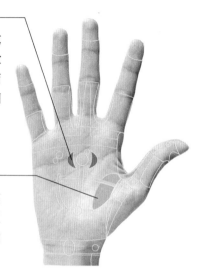

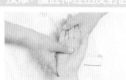

按摩▶腹腔神经丛反射区

1 采用指按法按压腹腔神经丛反射区1～2分钟。

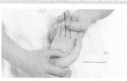

按摩▶胃脾大肠区反射区

2 采用指揉法按揉胃脾大肠区反射区1～2分钟，以酸痛为宜。

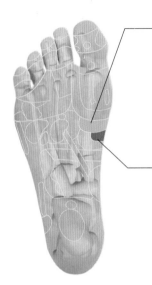

胃反射区

位于双足足底第一跖骨中部，甲状腺反射区下约一横指宽。刺激本反射区可理气和胃，通经活络。

胰腺反射区

位于双足足底第一跖骨体中下段，胃反射区与十二指肠反射区之间靠内侧。刺激本反射区可生发胃气，燥化脾湿。

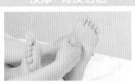

按摩▶胃反射区

3 采用单示指叩拳法顶压胃反射区2~5分钟，以酸痛为宜。

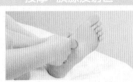

按摩▶胰腺反射区

4 采用单示指叩拳法顶压胰腺反射区2~5分钟，以酸痛为宜。

胃反射区

位于耳轮脚消失处，即耳甲4区。刺激本反射区可和胃降逆。

脾反射区

位于BD线下方，耳甲腔的后上部，即耳甲13区。刺激本反射区可健脾化湿，理气解痉。

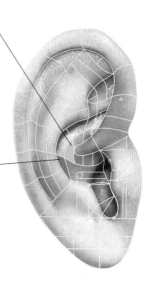

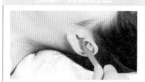

按摩▶胃反射区

5 采用切按法切压胃反射区1~2分钟，以局部发红为宜。

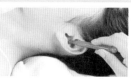

按摩▶脾反射区

6 采用切按法切压脾反射区1~2分钟，以局部发红为宜。

肾气充足，
腰脊强壮

肾是人体重要的器官，它属于泌尿系统的一部分，负责过滤血液中的杂质、维持体液和电解质的平衡。中医认为肾藏先天之精，主生殖，为人体生命之本源。经常进行手足耳按摩可以补肾纳气。此外，腰为肾之府，常做腰部按摩，可防治因肾亏所致的腰酸背痛等症。

【选取反射区】手部肾上腺反射区、肾反射区；足部肾反射区、肾上腺反射区；耳部内分泌反射区、耳背肾反射区。以上反射区配合使用，可以补肾强腰，舒筋健骨，调节肾功能。

养生足浴配方

【配方】肉桂、杜仲、枸杞子、蛇床子各30克。

【用法】将以上药物一起加3000毫升水，冷水泡半小时，武火煮沸转文火煎半小时，滤除药渣，将药液倒入盆中，待温度不烫皮肤时，放入双足浸泡15分钟。每晚浸足1次，10次为1疗程。

肾上腺反射区

位于双手掌面第二、第三掌骨之间，距离第二、第三掌骨头1.5~2厘米处。刺激本反射区可清热通络，强腰健体。

肾反射区

位于双手的中央区域，第三掌骨中点，相当于劳宫穴的位置。刺激本反射区可补肾强腰，通利二便。

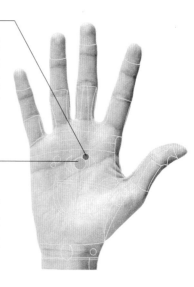

按摩▸肾上腺反射区	按摩▸肾反射区
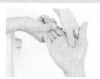	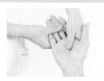
1 采用指揉法按揉肾上腺反射区1~2分钟，以局部酸痛为宜。	**2** 采用指揉法按揉肾反射区1~2分钟，以局部酸痛为宜。

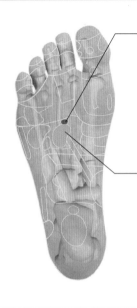

肾上腺反射区

位于双足足底部，第二、第三跖骨体之间，距离跖骨头近心端一拇指宽处。刺激本反射区可祛风消炎。

肾反射区

位于双足足底部，第二跖骨与第三跖骨体之间，近跖骨底处，蜷足时中央凹陷处。刺激本反射区可补肾强腰，通利二便。

按摩▶肾反射区	按摩▶肾上腺反射区
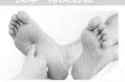	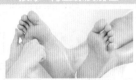
3 采用拇指指腹推压法推压肾反射区2~5分钟。	4 采用单示指叩拳法顶压肾上腺反射区2~5分钟。

内分泌反射区

位于屏间切迹内，耳甲腔的底部，即耳甲18区。刺激本反射区可调经止带。

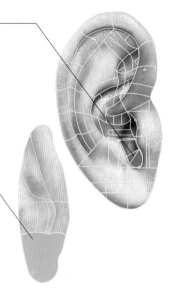

耳背肾反射区

位于耳背下部，即耳背5区。刺激本反射区可固本培元。

按摩▶内分泌反射区	按摩▶耳背肾反射区
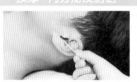	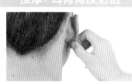
5 采用切按法切压内分泌反射区1~2分钟，以局部发红为宜。	6 采用捏揉法揉动耳背肾反射区1~2分钟，以局部发红为宜。

肠道通畅，
排出内毒

毒素是一种可以干预正常生理活动并破坏机体功能的物质。人体的肠道、肺、肾、肝，乃至皮肤都是重要的排毒系统。按摩手部、足部和耳部，可以加快血液循环，能够在短时间内加强体内排毒燃脂的养生功效。

【选取反射区】手部肾上腺反射区、肾反射区；足部脑垂体反射区、肾上腺反射区；耳部肾上腺反射区、内分泌反射区。以上反射区配合使用，可以濡润肠道，排毒通便，促进新陈代谢。

> **养生足浴配方**
>
> 【配方】生大黄10克，牛蒡子20克，薏苡仁、白术各30克。
>
> 【用法】将以上药物加水3000毫升，冷水泡半小时，煮沸后煎半小时，滤渣，将药液倒入盆中，温度适宜后放入双足浸泡15分钟。每晚1次，10次为1疗程。

肾上腺反射区

位于双手掌面第二、第三掌骨之间，距离第二、第三掌骨头1.5～2厘米处。刺激本反射区可清热通络，强腰健体。

肾反射区

位于双手的中央区域，第三掌骨中点，相当于劳宫穴的位置。刺激本反射区可补肾强腰，通利二便。

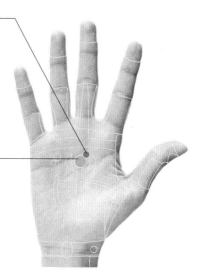

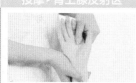

按摩▸肾上腺反射区

1 采用指按法按压肾上腺反射区1～2分钟，以局部酸痛为宜。

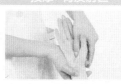

按摩▸肾反射区

2 采用指按法按压肾反射区1～2分钟，以局部酸痛为宜。

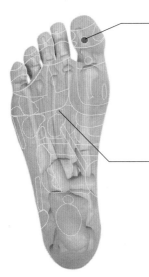

脑垂体反射区

位于双拇趾趾腹中央隆起部位,在脑反射区深处。刺激本反射区可调经统血,排毒养颜。

肾上腺反射区

位于双足足底部,第二、第三跖骨体之间,距离跖骨头近心端一拇指宽处,肾反射区前端。刺激本反射区可祛风消炎。

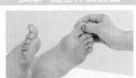

按摩▸脑垂体反射区

3 采用掐法掐按脑垂体反射区2~5分钟,以局部酸痛为宜。

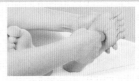

按摩▸肾上腺反射区

4 采用单示指叩拳法顶压肾上腺反射区2~5分钟。

肾上腺反射区

位于耳屏游离缘下部尖端，即耳屏2区后缘处。刺激本反射区可祛风消炎，止痛。

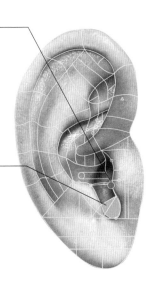

内分泌反射区

位于屏间切迹内，耳甲腔的底部，即耳甲18区。刺激本反射区可调经止带。

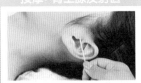

按摩▶肾上腺反射区

5 采用切按法切压肾上腺反射区1~2分钟，以局部发红为宜。

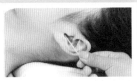

按摩▶内分泌反射区

6 采用切按法切压内分泌反射区1~2分钟，以局部发红为宜。

颜面无斑，

"面子工程"不可少

很多女性朋友由于工作压力大，经常熬夜，饮食无规律，加上紫外线的强烈照射，致使肌肤水油平衡失调、新陈代谢能力下降，以致皮肤上出现难看的色斑，如果长时间得不到保养改善，就会出现干裂粗糙的现象，而每天坚持手足耳按摩能很好地解决这一问题。

【选取反射区】手部垂体反射区、胃脾大肠区反射区；足部脑垂体反射区、脾反射区；耳部胃反射区、脾反射区。以上反射区配合使用，可以养颜祛斑，调节内分泌。

养生足浴配方

【配方】白菊花、荷花各30克，白芷、白芍、黄柏各15克。

【用法】将以上药物加3000毫升水，武火煮沸转文火煎半小时，将药液倒入盆中，水温适宜时放入双足浸泡15分钟。每晚浸足1次，10次为1疗程。

垂体反射区

位于双手拇指指腹中央，在大脑反射区深处。刺激本反射区可调经统血，美容养颜。

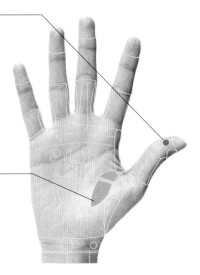

胃脾大肠区反射区

位于手掌面，第一、第二掌骨之间的椭圆形区域。刺激本反射区可健脾利湿，散寒止痛。

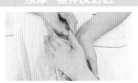

采用掐法掐按垂体反射区1~2分钟，以局部酸痛为宜。

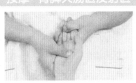

采用指揉法按揉胃脾大肠区反射区1~2分钟。

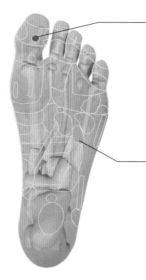

脑垂体反射区

位于双拇趾趾腹中央隆起部位，在脑反射区深处。刺激本反射区可调经统血，排毒养颜。

脾反射区

位于左足足底第四、第五跖骨之间，距心脏反射区下方约一横指处。刺激本反射区可助阳健脾，通调肠气。

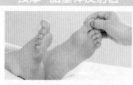

按摩▶脑垂体反射区

3 采用掐法掐按脑垂体反射区2～5分钟，以酸痛为宜。

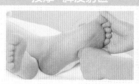

按摩▶脾反射区

4 采用单示指叩拳法顶压脾反射区2～5分钟，以酸痛为宜。

胃反射区

位于耳轮脚消失处，即耳甲4区。刺激本反射区可和胃降逆。

脾反射区

位于BD线下方，耳甲腔的后上部，即耳甲13区。刺激本反射区可健脾化湿，理气解痉。

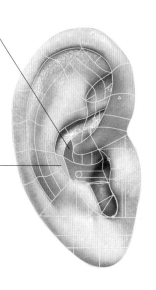

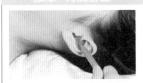

按摩▶胃反射区

5 采用切按法切压胃反射区1~2分钟，以局部发红为宜。

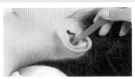

按摩▶脾反射区

6 采用搓摩法搓摩脾反射区1~2分钟，以局部发红为宜。

抚平面部褶皱，
肌肤年轻态

皱纹是皮肤受到外界环境影响，形成游离自由基，自由基破坏正常细胞膜组织内的胶原蛋白、活性物质，氧化细胞而形成的小细纹、皱纹。补充胶原蛋白不仅可以祛除皱纹，也能达到美白保湿、祛斑等功效。坚持按摩手足耳部位相应的反射区和穴位也能起到祛除皱纹的作用。

【选取反射区】手部垂体反射区、肾反射区；足部脑垂体反射区、肾反射区；耳部肝反射区、脑干反射区。以上反射区配合使用，可以除皱抗衰，让皮肤充满活性。

养生足浴配方

【配方】党参、黄芪、三七、何首乌、灵芝各15克。

【用法】将以上药物一起加3000毫升水，冷水泡半小时，武火煮沸转文火煎半小时，滤除药渣，将药液倒入盆中，待温度不烫皮肤时，放入双足浸泡15分钟。每晚浸足1次，10次为1疗程。

垂体反射区

位于双手拇指指腹中央，在大脑反射区深处。刺激本反射区可调经统血。

肾反射区

位于双手的中央区域，第三掌骨中点，相当于劳宫穴的位置。刺激本反射区可补肾强腰，通利二便。

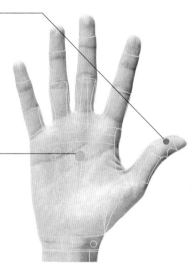

按摩▶垂体反射区

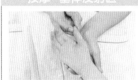

1 采用掐法掐按垂体反射区1～2分钟，以局部酸痛为宜。

按摩▶肾反射区

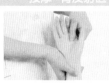

2 采用指揉法按揉肾反射区1～2分钟，以局部酸痛为宜。

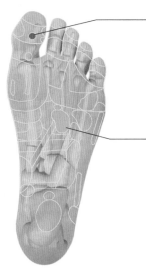

脑垂体反射区

位于双拇趾趾腹中央隆起部位，在脑反射区深处。刺激本反射区可调经统血，排毒养颜。

肾反射区

位于双足足底部，第二跖骨与第三跖骨体之间，近跖骨底处，蜷足时中央凹陷处。刺激本反射区可补肾强腰，通利二便。

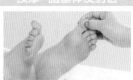

按摩▶脑垂体反射区

3 采用掐法掐按脑垂体反射区2～5分钟，以局部酸痛为宜。

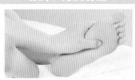

按摩▶肾反射区

4 采用掐法掐按肾反射区2～5分钟，以局部酸痛为宜。

肝反射区

位于耳甲艇的后下部，即耳甲12区。刺激本反射区可保肝利胆，理气调经。

脑干反射区

位于轮屏切迹处，即对耳屏3、4区之间。刺激本反射区可安神定志。

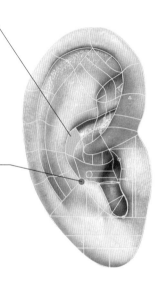

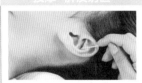

按摩▶肝反射区

5 采用切按法切压肝反射区1~2分钟，以发红为宜。

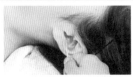

按摩▶脑干反射区

6 采用切按法切压脑干反射区1~2分钟，以发红为宜。

轻松战"痘",
扫除油腻

人们常说的"痘痘"又被称为痤疮、粉刺，是由于毛囊及皮脂腺阻塞、发炎所引发的一种皮肤病。对待痘痘，要同对待所有的肌肤问题一样，找到合适有效的方法，有耐心，并持之以恒地治疗，才能够在根源上将这些"面子"问题根除。

【选取反射区】手部垂体反射区、肾上腺反射区；足部脑垂体反射区、胃反射区；耳部内分泌反射区、面颊反射区。以上反射区配合使用，可以控油祛痘，调节内分泌。

养生足浴配方

【配方】芦荟、百合、茯苓、薏苡仁、白芷各15克。

【用法】将以上药物一起加3000毫升水，冷水泡半小时，武火煮沸转文火煎半小时，滤除药渣，将药液倒入盆中，待温度不烫皮肤时，放入双足浸泡15分钟。每晚浸足1次，10次为1疗程。

垂体反射区

位于双手拇指指腹中央，在大脑反射区深处。刺激本反射区可调经统血。

肾上腺反射区

位于双手掌面第二、第三掌骨之间，距离第二、第三掌骨头1.5~2厘米处。刺激本反射区可清热通络。

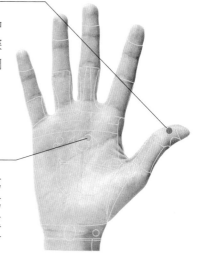

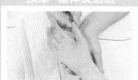

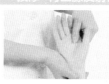

按摩▶垂体反射区	按摩▶肾上腺反射区
1 采用掐法掐按垂体反射区1~2分钟，以局部酸痛为宜。	**2** 采用指揉法按揉肾上腺反射区1~2分钟，以局部酸痛为宜。

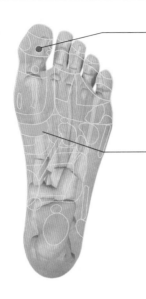

脑垂体反射区

位于双拇趾趾腹中央隆起部位，在脑反射区深处。刺激本反射区可调经统血，排毒养颜。

胃反射区

位于双足足底第一跖骨中部，甲状腺反射区下约一横指宽。刺激本反射区可理气和胃，通经活络。

按摩▶脑垂体反射区	按摩▶胃反射区
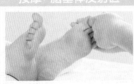	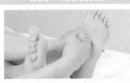
3 采用单示指叩拳法顶压脑垂体反射区2~5分钟。	4 采用单示指叩拳法顶压胃反射区2~5分钟。

内分泌反射区

位于屏间切迹内，耳甲腔的底部，即耳甲18区。刺激本反射区可调经止带。

面颊反射区

位于耳垂正面眼区与内耳区之间，即耳垂5、6区交界处。刺激本反射区可舒筋活络，祛风止痛。

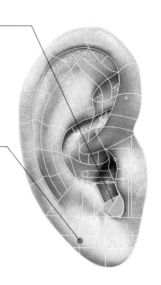

按摩▶内分泌反射区	按摩▶面颊反射区

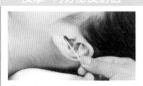 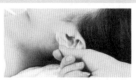

5 采用切按法切压内分泌反射区1~2分钟，以发红为宜。

6 采用切按法切压面颊反射区1~2分钟，以发红为宜。

傲人双峰，
走路生风

迷人的胸部是美丽女性的重要指标，这能增添女性的魅力与自信，所以拥有健康迷人的胸部是每位女性最向往的事情。然而随着年龄的增长，胸部不可避免地会出现下垂、萎缩等问题。如今丰胸方法各种各样，比如借助手足耳按摩疗法，就能轻轻松松拥有美丽的胸部。

【选取反射区】手部肝反射区、肾反射区；足部肩胛部反射区、生殖腺反射区；耳部内分泌反射区、胸椎反射区。以上反射区配合使用，可以丰胸通乳。

养生足浴配方

【配方】大枣、桂圆、当归、山药、人参、枸杞子各30克。

【用法】先将药材煎汤饮用，然后加适量清水煎煮，将药液倒入盆中，水温适宜时放入双足浸泡15分钟。每晚浸足1次，10次为1疗程。

肝反射区

位于右手的掌面，第四、第五掌骨体中点之间近掌骨头处。刺激本反射区可养肝明目。

肾反射区

位于双手的中央区域，第三掌骨中点，相当于劳宫穴的位置。刺激本反射区可补肾强腰，通利二便。

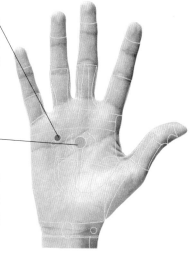

按摩▶肝反射区	按摩▶肾反射区

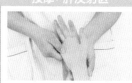

1 采用指揉法按揉肝反射区1~2分钟，以局部酸痛为宜。

2 采用指揉法按揉肾反射区1~2分钟，以局部酸痛为宜。

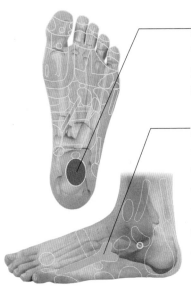

生殖腺反射区

位于双足足底跟骨中央处。刺激本反射区可清热利湿，益肾固带。

肩胛部反射区

位于双足足背沿第四跖骨与第五跖骨的近端1/2位置，并延伸到骰骨的一带状区域。刺激本反射区可舒筋活络，祛风止痛。

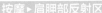

按摩▶肩胛部反射区	按摩▶生殖腺反射区
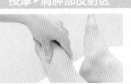	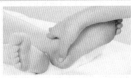
3 采用拇指指腹按压法按压肩胛部反射区2~5分钟。	4 采用拇指指腹推压法推压生殖腺反射区2~5分钟。

内分泌反射区

位于屏间切迹内，耳甲腔的底部，即耳甲18区。刺激本反射区可调经止带。

胸椎反射区

位于胸区后方，即对耳轮11区。刺激本反射区可舒筋活络，止痛。

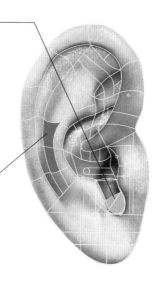

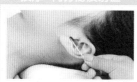

按摩▶内分泌反射区

5 采用切按法切压内分泌反射区1~2分钟，以发红为宜。

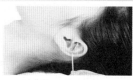

按摩▶胸椎反射区

6 采用切按法切压胸椎反射区1~2分钟，以发红为宜。

►除脂塑形，

就做美腿天后

美不美，看大腿。拥有好看的腿形，能给女性增添不少美的视觉感受。大多数女性朋友，由于每天都忙着上班，饮食上吃得不合理，而且缺乏体育锻炼，容易使脂肪在大腿堆积，从而出现各种各样难看的腿形。想必，这都是爱美女性所不能容忍的。

【选取反射区】手部胃脾大肠区反射区、肾反射区；足部胃反射区、肾反射区；耳部内分泌反射区、脾反射区。以上反射区配合使用，可以除脂美腿，减重塑形。

> **养生足浴配方**
>
> 【配方】番泻叶30克，益智仁、大黄、白芷各15克，细辛10克。
>
> 【用法】将以上药物加2000毫升水，煮沸后煎半小时，将药液倒入盆中，水温适宜时放入双足浸泡15分钟。每晚浸足1次，10次为1疗程。

胃脾大肠区反射区

位于手掌面，第一、第二掌骨之间的椭圆形区域。刺激本反射区可健脾利湿，散寒止痛。

肾反射区

位于双手的中央区域，第三掌骨中点，相当于劳宫穴的位置。刺激本反射区可补肾强腰，通利二便。

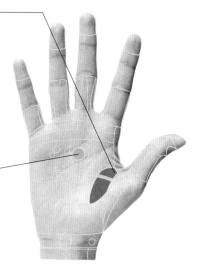

按摩▶胃脾大肠区反射区

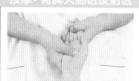

1 采用指揉法按揉胃脾大肠区反射区1～2分钟。

按摩▶肾反射区

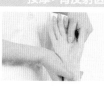

2 采用指揉法按揉肾反射区1～2分钟，以局部酸痛为宜。

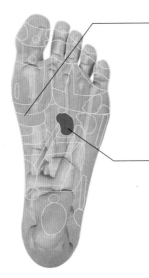

胃反射区

位于双足足底第一跖骨中部，甲状腺反射区下约一横指宽。刺激本反射区可理气和胃，通经活络。

肾反射区

位于双足足底部，第二跖骨与第三跖骨体之间，近跖骨底处，蜷足时中央凹陷处。刺激本反射区可补肾强腰，通利二便。

按摩▶胃反射区	按摩▶肾反射区
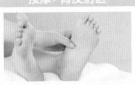	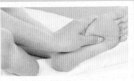
3 采用拇指指腹推压法推压胃反射区2~5分钟。	**4** 采用拇指指腹推压法推压肾反射区2~5分钟。

内分泌反射区

位于屏间切迹内，耳甲腔的底部，即耳甲18区。刺激本反射区可调经止带。

脾反射区

位于BD线下方，耳甲腔的后上部，即耳甲13区。刺激本反射区可健脾化湿，理气解痉。

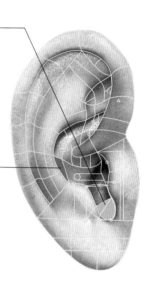

按摩▶内分泌反射区

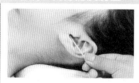

5 采用切按法切压内分泌反射区1～2分钟，以发红为宜。

按摩▶脾反射区

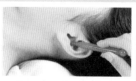

6 采用切按法切压脾反射区1～2分钟，以发红为宜。

苗条腰身，
盈盈一握

玲珑的身材和性感的翘臀，能够极大地增加女性的自信心。平时经常按摩手部、足部和耳部，按摩腰部和臀部肌肉，刺激这些部位上相应的反射区和穴位，可以舒经活络，让腰部、腿部和臀部线条感凸显，成功实现束身翘臀的目的。

【选取反射区】手部腰椎反射区、下身淋巴结反射区；足部下身淋巴结反射区、腰椎反射区。以上反射区配合使用，可以纤腰翘臀，减重塑形。

养生足浴配方

【配方】茜草根35克，生大黄20克，当归10克。

【用法】将以上药物一起加3000毫升水，冷水泡半小时，武火煮沸转文火煎半小时，滤除药渣，将药液倒入盆中，待温度不烫皮肤时，放入双足浸泡15分钟。每晚浸足1次，10次为1疗程。

腰椎反射区

立于双手背侧，各掌骨近端，约占整个掌骨体的2/5。刺激本反射区可强筋健骨，益肾助阳。

下身淋巴结反射区

立于双手背部桡侧缘，手背腕骨与桡骨之间的凹陷处。刺激本反射区可祛炎消肿。

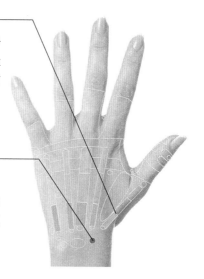

按摩▶腰椎反射区	按摩▶下身淋巴结反射区

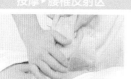

1 采用擦法推擦腰椎反射区1~2分钟，以局部酸痛为宜。

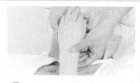

2 采用指揉法按揉下身淋巴结反射区1~2分钟。

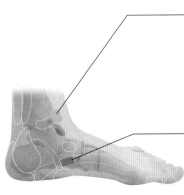

下身淋巴结反射区

位于双足足背内侧踝骨前，由距骨、舟骨构成的凹陷处。刺激本反射区可消炎镇痛。

腰椎反射区

位于双足足弓内侧缘，第一楔骨至舟骨，前接胸椎反射区，后连骶骨反射区。刺激本反射区可强筋健骨，益肾助阳。

按摩 ▶ 下身淋巴结反射区

按摩 ▶ 腰椎反射区

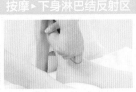

3 采用单示指叩拳法顶压下身淋巴结反射区2~5分钟。

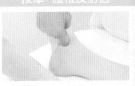

4 采用单示指叩拳法顶压腰椎反射区2~5分钟。

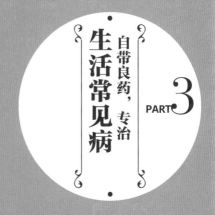

PART 3

自带良药，专治

生活常见病

中医认为，人体的手、足、耳密集分布着
与人体内部器官紧密相连的经络和穴位，
通过自然安全的按摩方法，
对人体相应的反射区进行刺激，
可以疏通经络，
促进气血运行，
从而取得防治疾病的效果

头痛，
疏经通络调气血

头痛是临床常见的病症。痛感有轻有重，疼痛时间有长有短，形式也多种多样。常见的头痛类型有胀痛、闷痛、撕裂样痛、针刺样痛等，部分伴有血管搏动感及头部紧箍感，以及发热、恶心、呕吐、头晕、肢体困重等症状。头痛的发病原因繁多，如脑血管疾病、五官疾病等均可导致。

【选取反射区】手部大脑反射区、额窦反射区；足部三叉神经反射区、颈项反射区；耳部交感反射区、枕反射区。以上反射区配合使用，可以醒脑安神，通络止痛。

养生足浴配方

【配方】白芷30克，防风20克，天麻25克，细辛15克，冰片2克。

【用法】以上药材加清水1000毫升，武火煮沸，滤去药渣，取药液倒入脚盆内，待温后浸泡双足，稍凉即收足擦干。每晚浸足1次，10日为1疗程。

大脑反射区

位于双手掌面拇指指腹处。刺激本反射区可清热解表，苏厥开窍。

额窦反射区

位于双手掌面，十指顶端约1厘米范围内。刺激本反射区可镇静止痛，通经活络。

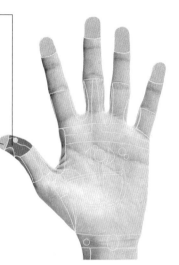

按摩▶大脑反射区	按摩▶额窦反射区

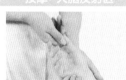

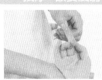

1 采用指揉法按揉大脑反射区1～2分钟，以局部酸痛为宜。

2 采用指揉法按揉额窦反射区1～2分钟，以局部酸痛为宜。

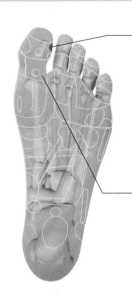

三叉神经反射区

位于双足拇趾近第二趾的外侧，在小脑反射区的前方。刺激本反射区可祛风止痛，舒筋活络。

颈项反射区

位于双足拇趾根部横纹处。刺激本反射区可醒脑止痛，舒筋活络。

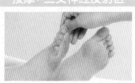

按摩▶三叉神经反射区

3 采用指揉法揉按三叉神经反射区2～5分钟。

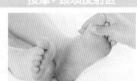

按摩▶颈项反射区

4 采用拇指指腹按压法按压颈项反射区2～5分钟。

交感反射区

位于对耳轮下脚前端与耳轮内缘交界处，即对耳轮6区前端。刺激本反射区可和胃祛痛。

枕反射区

位于对耳屏外侧面的后部，即对耳屏3区。刺激本反射区可清心安神。

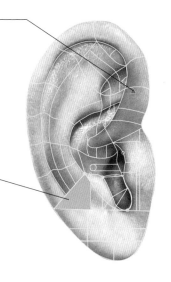

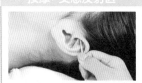

按摩▸交感反射区

5 采用搓摩法搓摩交感反射区1~2分钟，以发红为宜。

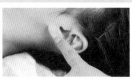

按摩▸枕反射区

6 采用搓摩法搓摩枕反射区1~2分钟，以发红为宜。

偏头痛，
通络安神睡眠好

偏头痛是临床最常见的原发性头痛类型，是一种常见的慢性神经血管性疾患，临床以发作性中重度搏动样头痛为主要表现。头痛多为偏侧，可伴有恶心、呕吐等症状，多起病于儿童和青春期，中青年期达发病高峰，常有遗传背景。

【选取反射区】手部大脑反射区、肝反射区；足部三叉神经反射区、小脑及脑干反射区；耳部神门反射区、枕反射区。以上反射区配合使用，可以宁心安神，活络止痛，调节大脑功能。

养生足浴配方

【配方】菊花、藁本、白芷、天麻、生石膏、钩藤各20克。

【用法】以上药材清水浸泡20分钟，加水2000毫升煎汤，煮沸后去渣取汁，剩余药渣加水1500毫升再煎，两次药汤混合浴足30分钟。每日3次，疼痛即止。

大脑反射区

位于双手掌面拇指指腹处。刺激本反射区可清热解表，苏厥开窍。

肝反射区

位于右手的掌面，第四、第五掌骨体中点之间近掌骨头处。刺激本反射区可养肝明目。

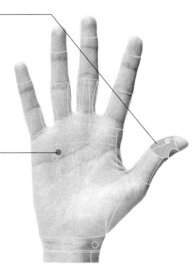

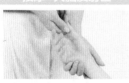

按摩▸大脑反射区

1 采用指揉法按揉大脑反射区1～2分钟，以局部酸痛为宜。

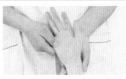

按摩▸肝反射区

2 采用指揉法按揉肝反射区1～2分钟，以局部酸痛为宜。

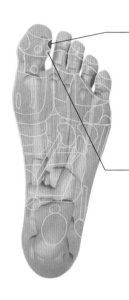

三叉神经反射区

位于双足拇趾近第二趾的外侧，在小脑反射区的前方。刺激本反射区可祛风止痛，舒筋活络。

小脑及脑干反射区

位于双拇趾根部外侧靠近第二节趾骨处。刺激本反射区可清热散风，止痛。

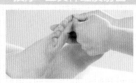

按摩▶三叉神经反射区

3 采用拇指指腹按压法按压三叉神经反射区2～5分钟。

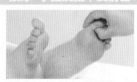

按摩▶小脑及脑干反射区

4 采用掐法掐按小脑及脑干反射区2～5分钟。

神门反射区

位于三角窝后1/3的上部，即三角窝4区。刺激本反射区可舒筋通络，镇静安神。

枕反射区

位于对耳屏外侧面的后部，即对耳屏3区。刺激本反射区可清心安神。

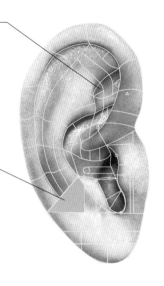

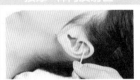

按摩▸神门反射区

5 采用切按法切压神门反射区1~2分钟，以发红为宜。

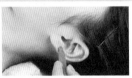

按摩▸枕反射区

6 采用切按法切压枕反射区1~2分钟，以发红为宜。

头晕,
清热通络强血运

 头晕是一种常见的脑部功能性障碍,常伴随头昏、头胀、头重脚轻、脑内摇晃、眼花等感觉。头晕可由多种原因引起,常见于发热性疾病、高血压、贫血、心律失常、心力衰竭、低血压等。按摩能刺激手足耳的反射区和穴位,可增强血运,疏通经络,有效缓解头晕。

【选取反射区】手部耳反射区、三叉神经反射区;足部耳反射区、内耳迷路反射区;耳部内耳反射区、脑干反射区。以上反射区配合使用,可以清头明目,改善脑部供血。

养生足浴配方

【配方】吴茱萸、夏枯草、川牛膝各20克,桃仁15克。

【用法】以上药材清水浸泡30分钟,加水2000毫升煎汤,煮沸20分钟后去渣取汁,调温后浴足。每日2次,每次30分钟,10日为1疗程。

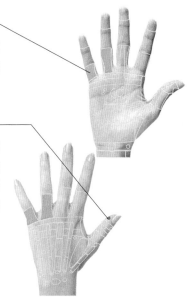

耳反射区

位于双手手掌和手背第四、第五指指根部。刺激本反射区可醒脑聪耳。

三叉神经反射区

位于双手掌面，拇指指腹尺侧缘远端，即拇指末节指腹远端1/2尺侧缘。刺激本反射区可祛风止痛，舒筋活络。

按摩▸耳反射区	按摩▸三叉神经反射区
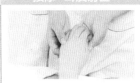	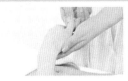
1 采用指按法按压耳反射区1~2分钟，以酸痛为宜。	**2** 采用指揉法按揉三叉神经反射区1~2分钟，以酸痛为宜。

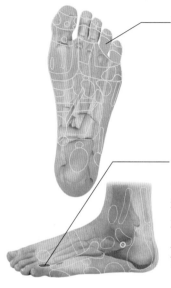

耳反射区

位于双足第四趾与第五趾中部和根部，包括足底和足背两处。刺激本反射区可醒脑聪耳。

内耳迷路反射区

位于双足足背第四跖骨和第五跖骨骨缝的前端，止于第四、第五跖趾关节。刺激本反射区可清热祛火。

按摩▶耳反射区	按摩▶内耳迷路反射区
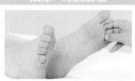	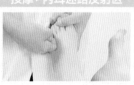
3 采用掐法掐按耳反射区2~5分钟，以局部酸痛为宜。	**4** 采用单示指叩拳法顶压内耳迷路反射区2~5分钟。

脑干反射区

位于轮屏切迹处，即对耳屏3、4区之间。刺激本反射区可安神定志。

内耳反射区

位于耳垂正面后中部，即耳垂5区。刺激本反射区可醒脑聪耳。

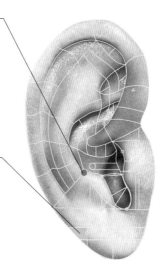

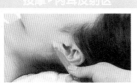

按摩▶内耳反射区

5 采用切按法切压内耳反射区1～2分钟，以发红为宜。

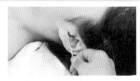

按摩▶脑干反射区

6 采用搓摩法搓摩脑干反射区1～2分钟，以发红为宜。

失眠，
调节脏腑平阴阳

失眠是指无法入睡或无法保持睡眠状态，即睡眠失常。失眠虽不属于危重疾病，但影响人们的日常生活。睡眠不足会导致身体不佳，生理节奏被打乱，继之引起人的疲劳感及全身不适、无精打采、反应迟缓、头痛、记忆力减退等症状。

【选取反射区】手部小脑、脑干反射区，三叉神经反射区；足部额窦反射区、失眠点反射区；耳部神门反射区、心反射区。以上反射区配合使用，可以调和五脏，安神助眠。

养生足浴配方

【配方】牡蛎20克，白术15克，夜交藤15克。

【用法】以上药材用清水浸泡30分钟，加水2000毫升煎汤，煮沸20分钟后去渣取汁，待温度适宜后放入双足浸泡。于睡前浴足，每日1次，每次30分钟，10日为1疗程。

小脑、脑干反射区

位于双手掌面，拇指指腹尺侧面，即拇指末节指骨近心端1/2尺侧缘。刺激本反射区可清热散风，止痛利关节。

三叉神经反射区

位于双手掌面，拇指指腹尺侧缘远端，即拇指末节指腹远端1/2尺侧缘。刺激本反射区可祛风止痛，安神镇静。

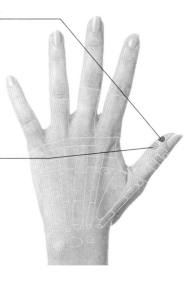

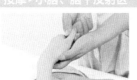

按摩▶小脑、脑干反射区

1 采用指揉法揉按小脑、脑干反射区1~2分钟。

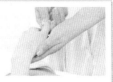

按摩▶三叉神经反射区

2 采用指揉法按揉三叉神经反射区1~2分钟，以酸痛为宜。

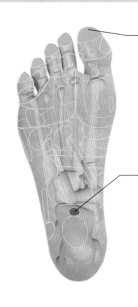

额窦反射区

位于十个脚趾的趾端约1厘米范围内。刺激本反射区可开窍聪耳，泄热活络。

失眠点反射区

位于双足足底跟骨中央的前方，生殖腺反射区上方。刺激本反射区可安神消痛。

按摩▶额窦反射区

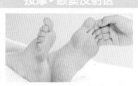

3 采用掐法掐按额窦反射区2~5分钟，以酸痛为宜。

按摩▶失眠点反射区

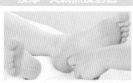

4 采用单示指叩拳法顶压失眠点反射区2~5分钟。

神门反射区

位于三角窝后1/3的上部，即三角窝4区。刺激本反射区可安神定志。

心反射区

位于耳甲腔正中凹陷处，即耳甲15区。刺激本反射区可调经统血，调畅心胸。

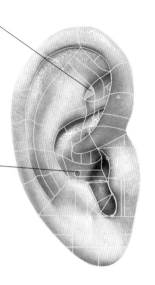

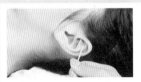

按摩▸神门反射区

5 采用切按法切压神门反射区1~2分钟，以发红为宜。

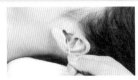

按摩▸心反射区

6 采用切按法切压心反射区1~2分钟，以发红为宜。

▶感冒，
疏风解表祛外邪

感冒是一种由多种病毒和（或）细菌引起的呼吸道常见病，一般分为风寒感冒和风热感冒。风寒感冒主要症状为起病急，发热轻，恶寒重，头痛，周身酸痛，无汗，流清涕，咳嗽吐清痰等。风热感冒主要症状为发热重，恶寒轻，流黄涕，咳吐黄痰，口渴，咽痛，大便干，小便黄，扁桃体肿大等。

【选取反射区】手部少商穴、合谷穴；足部肺及支气管反射区、鼻反射区；耳部肺反射区、耳背肺反射区。以上反射区配合使用，可以疏风解表，祛除外邪。

养生足浴配方

【配方】防风、独活、荆芥各15克。

【用法】以上药用清水浸泡30分钟，加水2000毫升煎汤，煮沸20分钟后去渣取汁，调温浴足。药液以淹没脚踝为佳，每日2次，每次30分钟，每日换药1剂，3日为1疗程。

少商穴

位于手拇指末节桡侧，距指甲角0.1寸（指寸）。刺激本反射区可清热止痛，开窍利咽。

合谷穴

位于手背，第一、第二掌骨间，在第二掌骨桡侧的中点处。刺激本反射区可清热解表，镇静止痛。

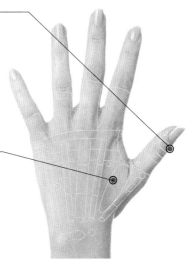

按摩▶少商穴	按摩▶合谷穴
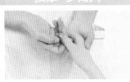	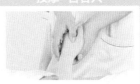
1 采用掐法掐按少商穴1~2分钟，以局部酸痛为宜。	2 采用指按法按压合谷穴1~2分钟，以局部酸痛为宜。

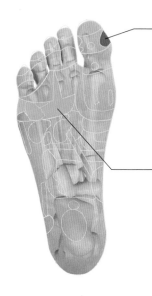

鼻反射区

位于双脚拇趾趾腹内侧延伸到拇趾趾甲的根部，第一趾间关节前。刺激本反射区可利咽通鼻，调畅气机。

肺及支气管反射区

肺反射区位于自甲状腺反射区向外到肩反射区处约一横指宽的带状区。支气管敏感带自肺反射区中部向第三趾延伸。刺激本反射区可散风活络。

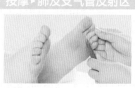

3 采用刮压法刮压肺及支气管反射区2~5分钟。

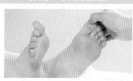

4 采用掐法掐按鼻反射区2~5分钟，以局部酸痛为宜。

肺反射区

位于心、气管区周围处，即耳甲14区。刺激本反射区可养肺护咽。

耳背肺反射区

位于耳背中内部，即耳背2区。刺激本反射区可平喘止痛。

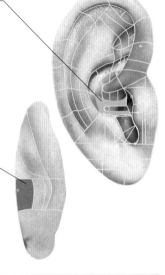

按摩▶肺反射区	按摩▶耳背肺反射区

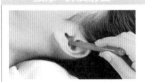

5 采用切按法切压肺反射区1~2分钟，以发红为宜。

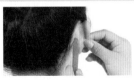

6 采用切按法切压耳背肺反射区1~2分钟，以发红为宜。

咳嗽，
润肺化痰调气息

咳嗽是呼吸系统疾病的常见症状，中医认为咳嗽是因外感六淫影响于肺所致的有声有痰之症。咳嗽的原因有上呼吸道感染、支气管炎、肺炎、喉炎等。咳嗽的主要症状：痰多色稀白或痰色黄稠，量少，喉间有痰声，似水笛哮鸣声音，易咳出，喉痒欲咳等。

【选取反射区】手部肺、支气管反射区，食管、气管反射区；足部鼻反射区、肺及支气管反射区；耳部气管反射区、耳背肺反射区。以上反射区配合使用，可以止咳化痰，降逆平喘。

养生足浴配方

【配方】荆芥9克，紫菀、白前、百部、桔梗各15克。

【用法】以上药材浸泡30分钟，加水2000毫升煎汤，煮沸后去渣取汁，倒入有嘴的壶中，让患者熏吸20分钟，然后将药液加热水调温浴足，每日2次，每次30分钟。

肺、支气管反射区

肺反射区位于双手掌侧，横跨第二、第三、第四、第五掌骨，靠近掌指关节区域。支气管反射区位于中指第三节指骨。刺激本反射区可止咳化痰。

食管、气管反射区

位于双手拇指近节指骨桡侧，赤白肉际处。刺激本反射区可宽胸降逆，止咳平喘。

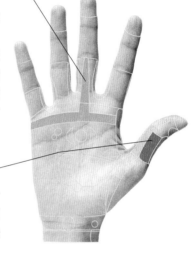

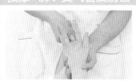

按摩▶肺、支气管反射区

1 采用指按法按压肺、支气管反射区1~2分钟。

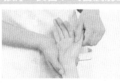

按摩▶食管、气管反射区

2 采用指按法用力按压食管、气管反射区1~2分钟。

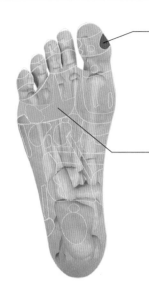

鼻反射区

位于双脚拇趾趾腹内侧延伸到拇趾趾甲的根部，第一趾间关节前。刺激本反射区可利咽通鼻。

肺及支气管反射区

肺反射区位于自甲状腺反射区向外到肩反射区处约一横指宽的带状区。支气管敏感带自肺反射区中部向第三趾延伸。刺激本反射区可散风活络，止咳化痰。

按摩▶鼻反射区	按摩▶肺及支气管反射区

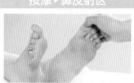

3 采用掐法掐按鼻反射区2~5分钟，以局部酸痛为宜。

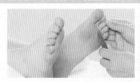

4 采用刮压法刮压肺及支气管反射区2~5分钟。

气管反射区

位于心区与外耳门之间，即耳甲16区。刺激本反射区可止咳平喘。

耳背肺反射区

位于耳背中内部，即耳背2区。刺激本反射区可平喘止痛。

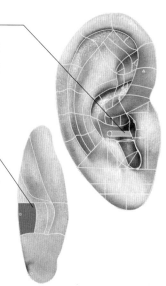

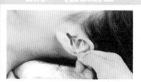

按摩▶气管反射区

5 采用切按法切压气管反射区1～2分钟，以发红为宜。

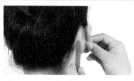

按摩▶耳背肺反射区

6 采用切按法切压耳背肺反射区1～2分钟，以发红为宜。

▶哮喘，
调理脏腑顺肺气

哮喘是一种慢性呼吸道疾病，其主要临床表现包括喘息、呼吸困难、咳嗽、咳痰、胸闷、胸痛等。典型表现为发作性伴有哮鸣音的呼气性呼吸困难，病情严重患者表现为干咳或咯大量白色泡沫痰。

【选取反射区】手部肾上腺反射区、垂体反射区；足部肺及支气管反射区、胸部淋巴结反射区；耳部内分泌反射区、肺反射区。以上反射区配合使用，可以宽胸理气，降逆平喘。

养生足浴配方

【配方】麻黄80克，生姜、生葱、吴茱萸、白芷各30克，地龙、苏子各40克。

【用法】以上药材切碎，清水浸泡30分钟，加水2000毫升煎汤，煮沸20分钟后去渣取汁，调温浴足，每日2次，每次30分钟，3日为1疗程。

肾上腺反射区

位于双手掌面第二、第三掌骨之间，距离第二、第三掌骨头1.5～2厘米处。刺激本反射区可清热通络，顺气平喘。

垂体反射区

位于双手拇指指腹中央，在大脑反射区深处。刺激本反射区可调经统血，醒脑开窍。

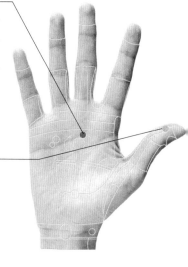

按摩▶肾上腺反射区	按摩▶垂体反射区
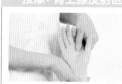	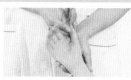
1 采用指揉法按揉肾上腺反射区1～2分钟，以局部酸痛为宜。	2 采用指揉法按揉垂体反射区1～2分钟，以局部酸痛为宜。

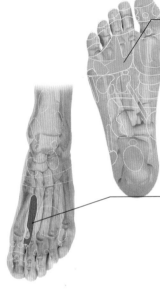

肺及支气管反射区

肺反射区位于自甲状腺反射区向外到肩反射区处约一横指宽的带状区。支气管敏感带自肺反射区中部向第三趾延伸。刺激本反射区可止咳化痰。

胸部淋巴结反射区

位于双足足背第一跖骨及第二跖骨间缝处。刺激本反射区可宽胸利膈，顺气平喘。

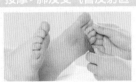

按摩▸肺及支气管反射区

3 采用刮压法刮压肺及支气管反射区2~5分钟。

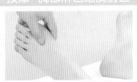

按摩▸胸部淋巴结反射区

4 采用拇指指腹按压法按压胸部淋巴结反射区2~5分钟。

内分泌反射区

位于屏间切迹内，耳甲腔的底部，即耳甲18区。刺激本反射区可调节内分泌。

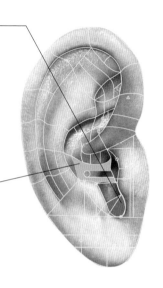

肺反射区

位于心、气管区周围处，即耳甲14区。刺激本反射区可养肺护咽。

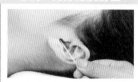

按摩▸内分泌反射区

5 采用切按法切压内分泌反射区1~2分钟，以发红为宜。

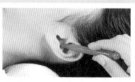

按摩▸肺反射区

6 采用切按法切压肺反射区1~2分钟，以发红为宜。

胸闷,
宽胸理气除烦闷

 胸闷是一种自觉胸部闷胀及呼吸不畅的主观感觉。轻者可能是神经官能性的,即心、肺的功能失去调节引起的,经西医诊断无明显的器质性病变。严重者为心肺二脏的疾患引起。此处的胸闷是指功能失调所致的亚健康状态。

【选取反射区】手部肺、支气管反射区,神门穴;足部心反射区、胸(乳房)反射区;耳部胸椎反射区、交感反射区。以上反射区配合使用,可以宽胸理气,解郁散结。

养生足浴配方

【配方】麻黄、芍药、半夏各9克,甘草、桂枝各6克,细辛、干姜、五味子各3克。

【用法】以上药材浸泡30分钟,加水1000毫升煎汤,煮沸后去渣取汁,早晨饮服1杯,下午将药渣再煎一次饮服,第三次将药渣加水2000毫升再煎,煮沸10分钟后去渣取汁,于睡前调温后浴足,每日1次,每次30分钟,每日换药1剂,10日为1疗程。

肺、支气管反射区

肺反射区位于双手掌侧，横跨第二、第三、第四、第五掌骨，靠近掌指关节区域。支气管反射区位于中指第三节指骨。刺激本反射区可散风活络。

神门穴

位于腕部，腕掌侧横纹尺侧端，尺侧腕屈肌腱的桡侧凹陷处。刺激本反射区可宁心安神。

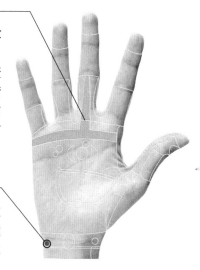

按摩▸肺、支气管反射区	按摩▸神门穴
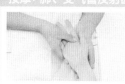	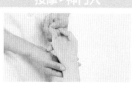

1 采用指按法按压肺及支气管反射区1~2分钟。

2 采用指揉法按揉神门穴1~2分钟，以局部酸痛为宜。

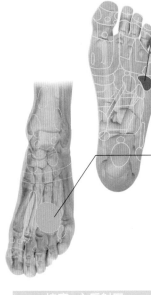

心反射区

位于左足足底第四跖骨与第五跖骨前段之间，在肺反射区后方。刺激本反射区可理气止痛，强心通脉。

胸（乳房）反射区

位于双足足背第二、第三、第四跖骨所形成的带状区域。刺激本反射区可清心泻热，理气活络。

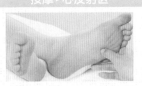

按摩▶心反射区

3 采用掐法掐按心反射区2~5分钟，以局部酸痛为宜。

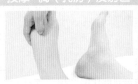

按摩▶胸（乳房）反射区

4 采用掐法掐按胸（乳房）反射区2~5分钟。

胸椎反射区

位于胸区后方，即对耳轮11区。刺激本反射区可舒筋活络，止痛。

交感反射区

位于对耳轮下脚前端与耳轮内缘交界处，即对耳轮6区前端。刺激本反射区可和胃祛痛，改善交感神经功能。

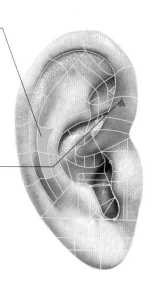

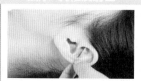

按摩▶胸椎反射区

5 采用搓摩法搓摩胸椎反射区1~2分钟，以发红为宜。

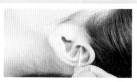

按摩▶交感反射区

6 采用切按法切压交感反射区1~2分钟，以发红为宜。

恶心，
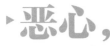

调理肠胃降逆气

恶心是一种可以引起呕吐冲动的胃内不适感，常为呕吐的前驱感觉，但也可单独出现，主要表现为上腹部的特殊不适感，常伴有头晕、流涎、脉搏缓慢、血压降低等迷走神经兴奋症状。按摩手足耳，能够有效缓解恶心不适。

【选取反射区】手部横膈膜反射区、胃反射区；足部肾上腺反射区、甲状腺反射区；耳部心反射区、枕反射区。以上反射区配合使用，可以健脾益胃，降逆止呕。

养生足浴配方

【配方】干姜、绿茶各5克，鲜橘皮1个。

【用法】以上药材加水2000毫升煎汤，煮沸20分钟后去渣取汁，调温后浴足，每日1次，每次30分钟，每日换药1剂，10日为1疗程。

横膈膜反射区

位于双手背侧，横跨第
二、第三、第四、第五
掌骨中点的带状区域。
刺激本反射区可健脾和
胃，促进消化。

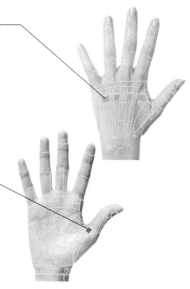

胃反射区

位于双手第一掌骨体远
端。刺激本反射区可理
气和胃，通经活络。

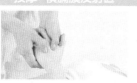

1 采用指按法按压横
膈膜反射区1~2分
钟，以局部酸痛为宜。

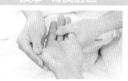

2 采用指揉法按揉胃
反射区1~2分钟，
以局部酸痛为宜。

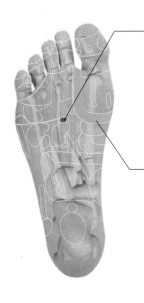

肾上腺反射区

位于双足足底部，第二、第三跖骨体之间，距离跖骨头近心端一拇指宽处。刺激本反射区可祛风消炎。

甲状腺反射区

位于双足足底第一跖骨与第二跖骨之间前半部，并转而横跨第一跖骨中部，呈"L"形带状。刺激本反射区可清心安神，通经活络。

按摩▶肾上腺反射区	按摩▶甲状腺反射区

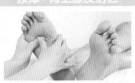

3 采用拇指指腹按压法按压肾上腺反射区2~5分钟。

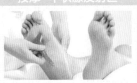

4 采用刮压法刮压甲状腺反射区2~5分钟，以局部酸痛为宜。

心反射区

位于耳甲腔正中凹陷处，即耳甲15区。刺激本反射区可调经统血。

枕反射区

位于对耳屏外侧面的后部，即对耳屏3区。刺激本反射区可清心安神。

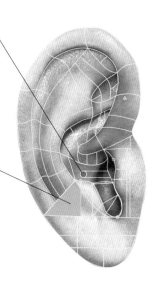

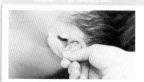

按摩▸心反射区

5 采用搓摩法搓摩心反射区1～2分钟，以发红为宜。

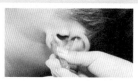

按摩▸枕反射区

6 采用搓摩法搓摩枕反射区1～2分钟，以发红为宜。

呃逆，
调气理膈健脾胃

呃逆，俗称"打嗝"，是指气从胃中上逆，喉间频频作声，声音急而短促的症状。生活中，饮食过饱、饮食习惯不良、吞咽动作过多等，都会引起呃逆。中医认为，呃逆多由寒凉刺激，干扰胃气，或因饮食不洁，吞咽过急而损伤胃气，或情志不和，肝气犯胃，正气虚亏等引发。

【选取反射区】手部横膈膜反射区、十二指肠反射区；足部颈项反射区、肺及支气管反射区；耳部胃反射区、交感反射区。以上反射区配合使用，可以宽胸利膈，健胃止呃。

> **养生足浴配方**
>
> **【配方】**郁金、广木香、香附、干姜各60克。
>
> **【用法】**以上药材择净，共研细末备用。每日取30克药末，入桶用沸水1000毫升冲溶，调温后浴足，每次30分钟，10日为1疗程。

横膈膜反射区

位于双手背侧，横跨第二、第三、第四、第五掌骨中点的带状区域。刺激本反射区可健脾和胃，促进消化。

十二指肠反射区

位于双手掌面，第一掌骨体近端，胰腺反射区下方的区域。刺激本反射区可和胃行水，理气止痛。

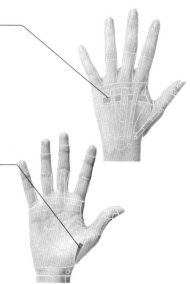

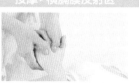

按摩▸横膈膜反射区

1 采用指按法按压横膈膜反射区1~2分钟，以局部酸痛为宜。

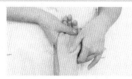

按摩▸十二指肠反射区

2 采用指揉法按揉十二指肠反射区1~2分钟。

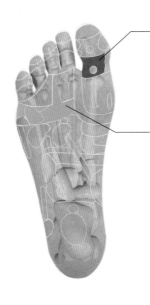

颈项反射区

位于双足拇趾根部横纹处。刺激本反射区可醒脑止痛，舒筋活络。

肺及支气管反射区

肺反射区位于双足斜方肌反射区的近心端，自甲状腺反射区向外到肩反射区处约一横指宽的带状区。支气管敏感带自肺反射区中部向第三趾延伸。刺激本反射区可散风活络，止咳化痰。

按摩▸颈项反射区	按摩▸肺及支气管反射区

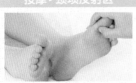

3 采用掐法掐按颈项反射区2～5分钟，以局部酸痛为宜。

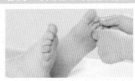

4 采用单示指叩拳法顶压肺及支气管反射区2～5分钟。

交感反射区

位于对耳轮下脚前端与耳轮内缘交界处，即对耳轮6区前端。刺激本反射区可和胃祛痛。

胃反射区

位于耳轮脚消失处，即耳甲4区。刺激本反射区可和胃降逆。

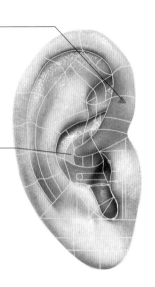

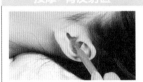

按摩▶胃反射区

5 采用切按法切压胃反射区1~2分钟，以发红为宜。

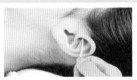

按摩▶交感反射区

6 采用切按法切压交感反射区1~2分钟，以发红为宜。

腹胀，
行气和胃消胀气

腹胀是一种常见的消化系统症状，引起腹胀的原因主要见于胃肠道胀气、各种原因所致的腹腔积液、腹腔肿瘤等。正常人胃肠道内可有少量气体（约150毫升），当咽入胃内空气过多或消化吸收功能不良导致胃肠道内产气过多，而肠道内的气体又不能从肛门排出体外时，则可导致腹胀。

【选取反射区】手部小肠反射区、胃脾大肠区反射区；足部腹腔神经丛反射区、肝反射区；耳部大肠反射区、胃反射区。以上反射区配合使用，可以行气和胃。

养生足浴配方

【配方】黄芩、黄连各30克，栀子、大黄、芒硝、茯苓各20克。

【用法】以上药材清水浸泡30分钟，加水2000毫升煎汤，煮沸20分钟后去渣取汁，调温后浴足，每日2次，每次30分钟，每日换药1剂，10日为1疗程。

小肠反射区

立于双手掌心的中部凹陷处，各结肠反射区所包围的区域。刺激本反射区可清胃泻火，理气止痛。

胃脾大肠区反射区

位于手掌面，第一、第二掌骨之间的椭圆形区域。刺激本反射区可健脾利湿，散寒止痛。

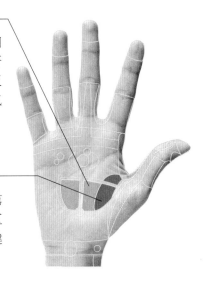

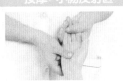

按摩▸小肠反射区

1 采用指揉法按揉小肠反射区1～2分钟，以局部酸痛为宜。

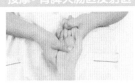

按摩▸胃脾大肠区反射区

2 采用指揉法按揉胃脾大肠区反射区1～2分钟。

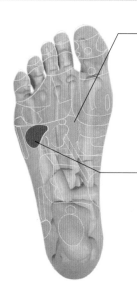

腹腔神经丛反射区

位于双足足底第二至第四跖骨体处，分布在肾反射区周围的椭圆区域。刺激本反射区可调经统血，健脾回阳。

肝反射区

位于右足足底第四跖骨与第五跖骨前段之间，在肺反射区的后方及足背上与该区域相对应的位置。刺激本反射区可养肝明目。

按摩▶腹腔神经丛反射区	按摩▶肝反射区
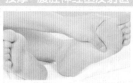	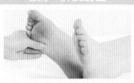
3 采用拇指指腹按压法按压腹腔神经丛反射区2~5分钟。	4 采用拇指指腹按压法按压肝反射区2~5分钟。

大肠反射区

位于耳轮脚及部分耳轮与AB线之间的前1/3处，即耳甲7区。刺激本反射区可消食通便，调理气血。

胃反射区

位于耳轮脚消失处，即耳甲4区。刺激本反射区可和胃降逆。

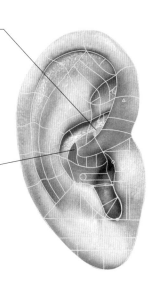

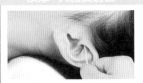

按摩▶大肠反射区

5 采用切按法切压大肠反射区1~2分钟，以发红为宜。

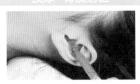

按摩▶胃反射区

6 采用切按法切压胃反射区1~2分钟，以发红为宜。

消化不良，
健脾助运消化好

消化不良，是指由胃动力障碍引起的一种常见消化系统疾病，分为偶然的消化不良和慢性持续性消化不良。偶然的消化不良，一般是由于饮食不注意、暴饮暴食、经常服用止痛药等原因引起；慢性持续性消化不良，主要由精神因素以及某些病变引起，如慢性胃炎。

【选取反射区】手部胃脾大肠区反射区、胆囊反射区；足部脾反射区、小肠反射区；耳部胃反射区、大肠反射区。以上反射区配合使用，可以健脾助运，促进消化。

养生足浴配方

【配方】麦芽、神曲、山楂各30克。

【用法】以上药材浸泡30分钟，加水2000毫升，煮沸后去渣取汁，饭后热服1杯，剩余药渣加水至2000毫升再煎，煮沸10分钟后去渣取汁，于睡前浴足，每日1次，每次30分钟，10日为1疗程。

胃脾大肠区反射区

位于手掌面，第一、第二掌骨之间的椭圆形区域。刺激本反射区可健脾利湿，散寒止痛。

胆囊反射区

位于右手的手掌侧及背侧，第四、第五掌骨之间，紧靠肝反射区的腕侧的第四掌骨处。刺激本反射区可利胆疏肝，降逆和胃。

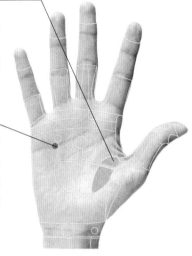

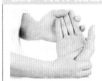

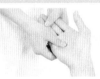

按摩▶胃脾大肠区反射区　　　　**按摩▶胆囊反射区**

1 采用指按法按压胃脾大肠区反射区1～2分钟。

2 采用指按法按压胆囊反射区1～2分钟，以局部酸痛为宜。

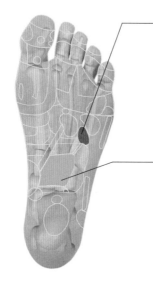

脾反射区

位于左足足底第四、第五跖骨之间，距心脏反射区下方约一横指处。刺激本反射区可健脾助阳，通调肠气。

小肠反射区

位于双足足底中部凹入区域，被升结肠、横结肠、降结肠、乙状结肠及直肠等反射区所包围。刺激本反射区可清胃泻火，理气止痛。

按摩▸脾反射区	按摩▸小肠反射区
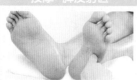	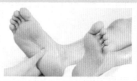
3 采用单示指叩拳法顶压脾反射区2~5分钟。	4 采用拇指指腹按压法按压小肠反射区2~5分钟。

大肠反射区

位于耳轮脚及部分耳轮与ＡＢ线之间的前1/3处，即耳甲7区。刺激本反射区可消食通便，调理气血。

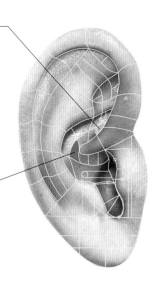

胃反射区

位于耳轮脚消失处，即耳甲4区。刺激本反射区可和胃降逆。

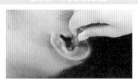

按摩▶胃反射区

5 采用切按法切压胃反射区1～2分钟，以发红为宜。

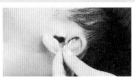

按摩▶大肠反射区

6 采用切按法切压大肠反射区1～2分钟，以发红为宜。

便秘，
生津润燥理肠胃

便秘是临床常见的复杂症状，而不是一种疾病，主要表现为排便次数减少、粪便量减少、粪便干结、排便费力等。引起功能性便秘的原因有：饮食不当，如饮水过少或进食含膳食纤维的食物过少；生活压力过大，精神紧张；滥用泻药，对药物产生依赖形成便秘等。

【选取反射区】手部小肠反射区、腹腔神经丛反射区；足部肛门反射区、十二指肠反射区；耳部三焦反射区、大肠反射区。以上反射区配合使用，可以润肠通便。

> **养生足浴配方**
>
> **【配方】**芒硝、大黄、甘遂、牵牛子各20克。
>
> **【用法】**以上药材用清水浸泡20分钟，加水2000毫升煎汤，煮沸20分钟后去渣取汁，调温后浴足，每日2次，每次30分钟，每日换药1剂，便通即止。

小肠反射区

位于双手掌心的中部凹陷处，各结肠反射区所包围的区域。刺激本反射区可清胃泻火，理气止痛。

腹腔神经丛反射区

位于双手掌掌心第二、第三掌骨及第三、第四掌骨之间，肾反射区的两侧。刺激本反射区可调经统血，健脾回阳。

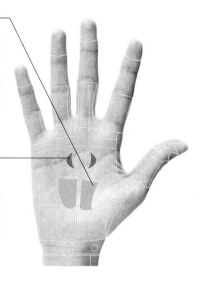

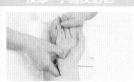

按摩▶小肠反射区

1 采用掐法掐按小肠反射区1~2分钟，以局部酸痛为宜。

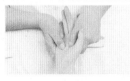

按摩▶腹腔神经丛反射区

2 采用指按法按压腹腔神经丛反射区1~2分钟。

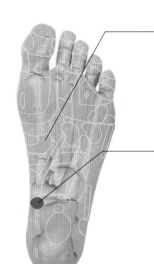

十二指肠反射区

位于双足足底第一跖骨底处，胰腺反射区的后外方。刺激本反射区可和胃行水，理气止痛。

肛门反射区

位于左足足底跟骨前缘，乙状结肠及直肠反射区的末端。刺激本反射区可解痉止痛，调畅通淋。

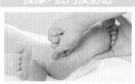

按摩▶肛门反射区

3 采用单示指叩拳法顶压肛门反射区2～5分钟。

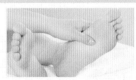

按摩▶十二指肠反射区

4 采用拇指指腹按压法按压十二指肠反射区2～5分钟。

大肠反射区

位于耳轮脚及部分耳轮与AB线之间的前1/3处，即耳甲7区。刺激本反射区可消食通便，调理气血。

三焦反射区

位于外耳门后下，肺与内分泌区之间，即耳甲17区。刺激本反射区可通利三焦。

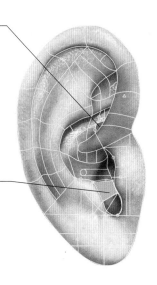

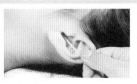

5 采用切按法切压三焦反射区1~2分钟，以发红为宜。

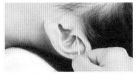

6 采用切按法切压大肠反射区1~2分钟，以发红为宜。

痔疮，
补中益气清湿热

痔疮是肛门科最常见的疾病。临床上分为三种类型：位于齿线以上的为内痔，在肛门齿线外的为外痔，二者混合存在的称混合痔。其主要表现为：外痔感染发炎或形成血栓外痔时，则局部肿痛；内痔为便后带血，重者有不同程度的贫血。

【选取反射区】手部肛门反射区、尾骨反射区；足部肛门反射区、小肠反射区；耳部大肠反射区、直肠反射区。以上反射区配合使用，可以清热消肿，升提举陷。

养生足浴配方

【配方】生地榆25克，大黄、当归各30克，黄柏20克，朴硝50克。

【用法】以上药材前4味浸泡20分钟，加水2000毫升，煮沸后去渣取汁，加入朴硝，溶化后先熏洗肛门、坐浴20分钟，再浴足30分钟，每日2次，每日换药1剂，每剂煎汤2次，7日为1疗程。

肛门反射区

位于左手掌侧，第二腕掌关节处。刺激本反射区可解痉止痛，调畅通淋。

尾骨反射区

位于双手背侧，腕背横纹区域。刺激本反射区可祛风舒筋。

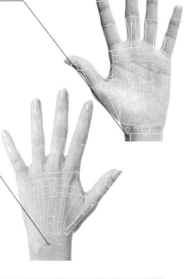

按摩▶肛门反射区	按摩▶尾骨反射区
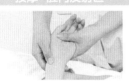	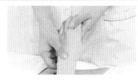
1 采用指按法按压肛门反射区1~2分钟，以局部酸痛为宜。	**2** 采用指按法按压尾骨反射区1~2分钟，以局部酸痛为宜。

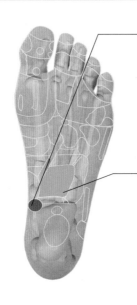

肛门反射区

位于左足足底跟骨前缘，乙状结肠及直肠反射区的末端。刺激本反射区可解痉止痛，调畅通淋。

小肠反射区

位于双足足底中部凹入区域，被升结肠、横结肠、降结肠、乙状结肠及直肠等反射区所包围。刺激本反射区可清胃泻火，理气止痛。

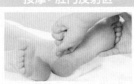

按摩▶肛门反射区

3 采用单示指叩拳法顶压肛门反射区2~5分钟。

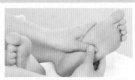

按摩▶小肠反射区

4 采用拇指指腹按压法按压小肠反射区2~5分钟。

大肠反射区

位于耳轮脚及部分耳轮与ＡＢ线之间的前1/3处，即耳甲7区。刺激本反射区可消食通便，调理气血。

直肠反射区

位于耳轮脚棘前上方的耳轮处，即耳轮2区。刺激本反射区可通调肠气，利肠消痔。

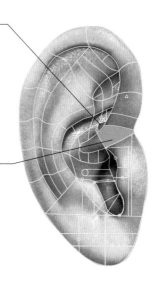

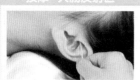

按摩▶大肠反射区

5 采用切按法切压大肠反射区1～2分钟，以发红为宜。

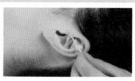

按摩▶直肠反射区

6 采用切按法切压直肠反射区1～2分钟，以发红为宜。

耳鸣耳聋，
宣通气血开耳窍

耳鸣、耳聋在临床上常同时并见，而且治疗方法大致相同。耳鸣是以耳内鸣响为主症。耳聋是以听力减退或听觉丧失为主症。中医认为，本病多因暴怒、惊恐、肝胆风火上逆，以致少阳之气闭阻不通所致，或因肾气虚弱，精血不能上达于耳而成。

【选取反射区】手部耳反射区、三叉神经反射区；足部耳反射区、内耳迷路反射区；耳部内耳反射区、脑干反射区。以上反射区配合使用，可以聪耳开窍。

养生足浴配方

【配方】菟丝子50克，杜仲40克，怀牛膝30克，川芎15克。

【用法】以上药材择净，清水浸泡30分钟，加水2000毫升煎汤，煮沸20分钟后去渣取汁，待温浴足，每日2次，每次30分钟，15日为1疗程。

耳反射区

位于双手手掌和手背第四指、第五指根部。刺激本反射区可醒脑聪耳。

三叉神经反射区

位于双手掌面，拇指指腹尺侧缘远端，即拇指末节指腹远端1/2尺侧缘。刺激本反射区可祛风止痛，舒筋活络。

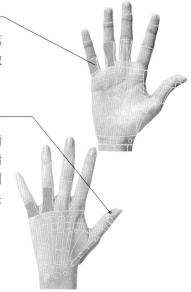

按摩▶耳反射区	按摩▶三叉神经反射区
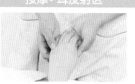	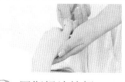

1 用指揉法按揉耳反射区1~2分钟，以发红为宜。

2 用指揉法按揉三叉神经反射区1~2分钟，以发红为宜。

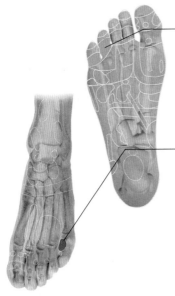

耳反射区

位于双足第四趾与第五趾中部和根部，包括足底和足背两处。刺激本反射区可醒脑聪耳。

内耳迷路反射区

位于双足足背第四跖骨和第五跖骨骨缝的前端，止于第四、第五跖趾关节。刺激本反射区可清热祛火。

按摩 ▶ 耳反射区	按摩 ▶ 内耳迷路反射区

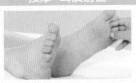

3 用掐法掐揉耳反射区2~5分钟，以发红为宜。

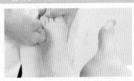

4 用单示指叩拳法顶压内耳迷路反射区2~5分钟。

脑干反射区

位于轮屏切迹处，即对耳屏3、4区之间。刺激本反射区可安神定志。

内耳反射区

位于耳垂正面后中部，即耳垂5区。刺激本反射区可醒脑聪耳。

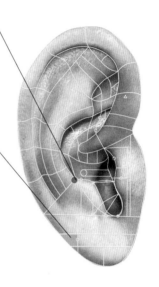

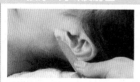

按摩▶内耳反射区

5 用切按法切压内耳反射区1~2分钟，以发红为宜。

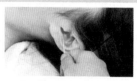

按摩▶脑干反射区

6 用切按法切压脑干反射区1~2分钟，以发红为宜。

牙痛，
祛风散邪止热痛

牙痛又称齿痛，是一种常见的口腔科疾病。其主要是由牙齿本身、牙周组织及颌骨的疾病等所引起。临床主要表现为牙齿疼痛、龋齿、牙龈肿胀、龈肉萎缩、牙齿松动、牙龈出血等。遇冷、热、酸、甜等刺激，则疼痛加重。

【选取反射区】手部上、下颌反射区，肺点；足部上颌反射区、下颌反射区；耳部牙反射区、胃反射区。以上反射区配合使用，可以祛风散邪，清热泻火。

养生足浴配方

【配方】生石膏60克，地骨皮50克，知母15克，白芷10克。

【用法】上药清水浸泡30分钟，加水2000毫升煎汤，煮沸20分钟后去渣取汁，先取一小杯用于漱口，剩余药汁待温后浴足，每日1次，每次30分钟，日换药1剂，3日为1疗程。

肺点

位于双手掌面，无名指远侧指间关节横纹中点。刺激本反射区可疏风清热。

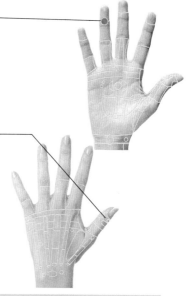

上、下颌反射区

位于双手拇指背侧，拇指指间关节横纹与上下最近皱纹之间的带状区域。横纹远侧为上颌反射区，横纹近侧为下颌反射区。刺激本反射区可利咽消肿。

按摩▶上、下颌反射区	按摩▶肺点

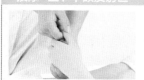

1 采用指按法轻轻按压上、下颌反射区1~2分钟。

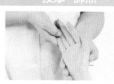

2 采用掐法掐按肺点1~2分钟，以局部酸痛为宜。

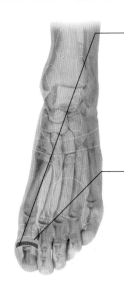

上颌反射区

位于双足足背拇趾趾间关节横纹上方的一条横带状区域。刺激本反射区可利咽消肿。

下颌反射区

位于双足足背拇趾趾间关节横纹后方一条横带状区域。刺激本反射区可利咽消肿。

按摩▶上颌反射区	按摩▶下颌反射区

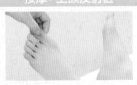

3 采用掐法掐按上颌反射区2~5分钟，以局部酸痛为宜。

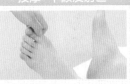

4 采用掐法掐按下颌反射区2~5分钟，以局部酸痛为宜。

牙反射区

位于耳垂正面的前上部，即耳垂1区。刺激本反射区可祛风止痛，舒筋活络。

胃反射区

位于耳轮脚消失处，即耳甲4区。刺激本反射区可和胃降逆。

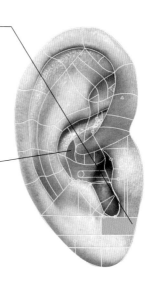

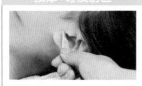

按摩▸牙反射区

5 采用切按法切压牙反射区1~2分钟，以发红为宜。

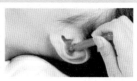

按摩▸胃反射区

6 采用搓摩法搓摩胃反射区1~2分钟，以发红为宜。

口腔溃疡，
调节心脾除积热

口腔溃疡又称"口疮"，是因不讲卫生或饮食不当引起舌尖或口腔黏膜发炎、溃烂而导致进食不畅的疾病。常见症状为在口腔内唇、舌、颊黏膜、齿龈、硬腭等处出现白色或淡黄色大小不等的溃烂点，常伴有烦躁不安、身体消瘦、发热等症状。

【选取反射区】手部上、下颌反射区，舌、口腔反射区；足部上颌反射区、头及颈淋巴结反射区；耳部面颊反射区、大肠反射区。以上反射区配合使用，可以清胃泻火。

> ### 养生足浴配方
>
> **【配方】**生石膏60克，竹叶30克，知母20克，升麻15克。
>
> **【用法】**以上药材清水浸泡30分钟，加水2000毫升煎汤，煮沸20分钟后去渣取汁，先取一小杯漱口，剩余药汁待温后浴足，每日1次，每次30分钟，每日换药1剂，10日为1疗程。

上、下颌反射区

位于双手拇指背侧，拇指指间关节横纹与上下最近皱纹之间的带状区域。横纹远侧为上颌反射区，横纹近侧为下颌反射区。刺激本反射区可利咽消肿。

舌、口腔反射区

位于双手拇指背侧，指关节横纹的中央处。刺激本反射区可活血通络，消炎止痛。

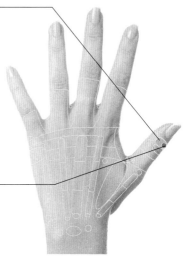

按摩▶上、下颌反射区	按摩▶舌、口腔反射区
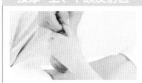	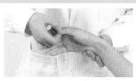
1 采用指按法按压上、下颌反射区1~2分钟，以发红为宜。	**2** 采用指按法按压舌、口腔反射区1~2分钟，以发红为宜。

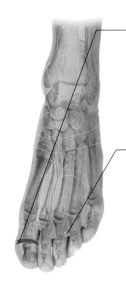

上颌反射区

位于双足足背拇趾趾间关节横纹上方的一条横带状区域。刺激本反射区可利咽消肿。

头及颈淋巴结反射区

位于双足各趾间的趾骨根部呈"凹"字形，分布在足底、足背两处。刺激本反射区可化痰消肿，舒筋活络。

按摩▶上颌反射区	按摩▶头及颈淋巴结反射区
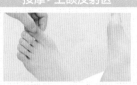	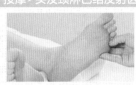
3 用掐法掐揉上颌反射区2~5分钟，以酸痛为宜。	4 用掐法掐按头及颈淋巴结反射区2~5分钟，以酸痛为宜。

大肠反射区

位于耳轮脚及部分耳轮与ＡＢ线之间的前1/3处，即耳甲7区。刺激本反射区可消食通便，调理气血。

面颊反射区

位于耳垂正面眼区与内耳区之间，即耳垂5、6区交界处。刺激本反射区可舒筋活络，祛风止痛。

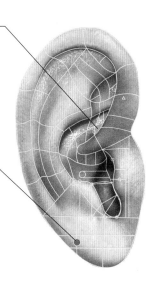

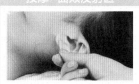

按摩▶面颊反射区

5 用切按法切压面颊反射区1~2分钟，以有酸胀感为宜。

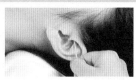

按摩▶大肠反射区

6 用切按法切压大肠反射区1~2分钟，以有酸胀感为宜。

肥胖症，
健脾益肾除痰湿

肥胖症是指因体脂增加使体重超过标准体重的20%或体重指数［BMI=体重（千克）/身高^2（米^2）］大于24。肥胖严重者容易引起血压高、心血管病、肝脏病变、肿瘤、睡眠呼吸暂停等一系列的问题。本症多由于食物摄入过多或机体代谢改变而导致体内脂肪积聚过多，造成体重过度增长。

【选取反射区】手部垂体反射区、胃脾大肠区反射区；足部胃反射区、乙状结肠及直肠反射区；耳部内分泌反射区、脾反射区。以上反射区配合使用，可以除湿化痰，降脂减重。

> **养生足浴配方**
>
> 【配方】冬瓜皮100克，茯苓30克，木瓜50克。
>
> 【用法】以上药材加水2000毫升煎汤，煮沸20分钟后去渣取汁，调温后泡足，每日1次，每次30分钟，每日换药1剂，10日为1疗程。

垂体反射区

位于双手拇指指腹中央，在大脑反射区深处。刺激本反射区可调经统血。

胃脾大肠区反射区

位于手掌面，第一、第二掌骨之间的椭圆形区域。刺激本反射区可健脾利湿，散寒止痛。

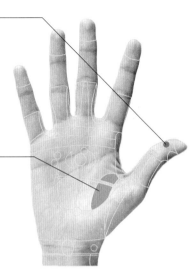

按摩▶垂体反射区	按摩▶胃脾大肠区反射区
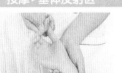	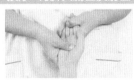
1 采用揪法揪垂体反射区1~2分钟，以局部酸痛为宜。	2 采用指揉法按揉胃脾大肠区反射区1~2分钟。

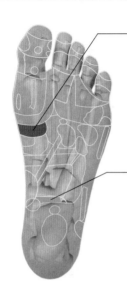

胃反射区

位于双足足底第一跖骨中部，甲状腺反射区下约一横指宽。刺激本反射区可理气和胃，通经活络。

乙状结肠及直肠反射区

位于左足足底跟骨前缘呈一横带状区域。刺激本反射区可调理肠腑，通经活络。

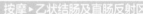

按摩▶胃反射区	按摩▶乙状结肠及直肠反射区

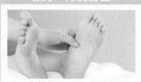 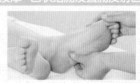

3 采用拇指指腹推压法推压胃反射区2~5分钟

4 采用拇指指腹推压法推压乙状结肠及直肠反射区2~5分钟。

内分泌反射区

位于屏间切迹内，耳甲腔的底部，即耳甲18区。刺激本反射区可调节内分泌。

脾反射区

位于BD线下方，耳甲腔的后上部，即耳甲13区。刺激本反射区可健脾化湿，理气解痉。

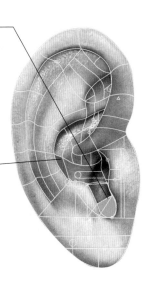

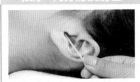

按摩▶内分泌反射区

5 采用切按法切压内分泌反射区1~2分钟，以发红为宜。

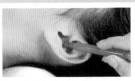

按摩▶脾反射区

6 采用切按法切压脾反射区1~2分钟，以发红为宜。

晕车，
镇静止吐抗眩晕

晕车或者晕船学名均为晕动病，是指汽车、轮船或飞机运动时所产生的颠簸、摇摆或旋转等任何形式的加速运动，刺激人体的前庭神经而发生的病症。患者初时感觉上腹不适，继有恶心、面色苍白、出冷汗，旋即有眩晕、精神抑郁、唾液分泌增多和呕吐等。

【选取反射区】手部内耳迷路反射区，小脑、脑干反射区；耳部枕反射区、交感反射区。以上反射区配合使用，可以镇静止眩，降逆止呕。

养生足浴配方

【配方】生地、桑寄生各30克，当归、杜仲各15克。

【用法】以上药材用清水浸泡30分钟，加水2000毫升煎汤，煮沸20分钟后去渣取汁，调温后浴足，每日2次，每次30分钟，每日换药1剂，10日为1疗程。

内耳迷路反射区

位于双手背侧，第三、第四、第五掌指关节之间，第三、第四、第五指根部接合部。刺激本反射区可清热祛火。

小脑、脑干反射区

位于双手掌侧，拇指指腹侧面，即拇指末节指骨近心端1/2尺侧缘。刺激本反射区可清热散风。

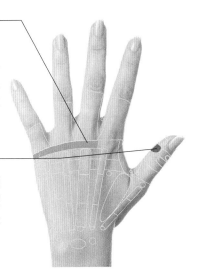

按摩▸内耳迷路反射区	按摩▸小脑、脑干反射区
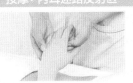	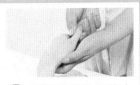
1 采用指按法按压内耳迷路反射区1~2分钟，以酸痛为宜。	2 采用指揉法揉按小脑、脑干反射区1~2分钟。

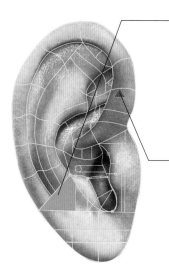

枕反射区

位于对耳屏外侧面的后部，即对耳屏3区。刺激本反射区可清心安神。

交感反射区

位于对耳轮下脚前端与耳轮内缘交界处，即对耳轮6区前端。刺激本反射区可改善交感神经功能，止呕。

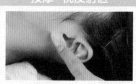

按摩▶枕反射区

3 采用搓摩法搓摩枕反射区1~2分钟，以发红为宜。

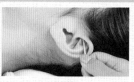

按摩▶交感反射区

4 采用搓摩法搓摩交感反射区1~2分钟，以发红为宜。

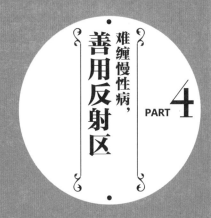

难缠慢性病，
善用反射区

PART 4

当今社会，
慢性病综合防控工作力度虽然逐步加大，
但防控形势依然严峻，
且"是药三分毒"，医疗费用高昂，
而反射区疗法安全、经济、实用，
并且无副作用。
善用手足耳，摆脱难缠慢性病。

冠心病，
活血化瘀提阳气

冠心病全称为冠状动脉粥样硬化性心脏病，是中老年人心血管疾病中最常见的一种。在临床上冠心病主要特征为心绞痛、心律不齐、心肌梗死及心力衰竭等，主要症状有：胸骨后疼痛，呈压榨样、烧灼样疼痛。

【选取反射区】手部心脏反射区、肾反射区；足部心反射区、大脑反射区；耳部神门反射区、心反射区。以上反射区配合使用，可以活血化瘀，安神宁心。

养生足浴配方

【配方】瓜蒌实、半夏各12克，薤白10克，白酒20毫升。

【用法】以上药材加水1000毫升煎汤，煮沸20分钟后去渣取汁饮服1杯，剩余药渣加水至2000毫升再煎，煮沸10分钟后去渣取汁，调温于睡前浴足，每日1次，每次30分钟，10日为1疗程。

心脏反射区

位于左手尺侧，手掌及
手背第四、第五掌骨之
间，近掌骨头处。刺激
本反射区可理气止痛，
强心通脉。

肾反射区

位于双手的中央区域，第
三掌骨中点，相当于劳宫
穴的位置。刺激本反射区
可补肾强腰，通利二便。

按摩 ▶ 心脏反射区	按摩 ▶ 肾反射区
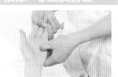	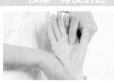
1 采用掐法掐按心脏反射区1~2分钟，以局部酸痛为宜。	2 采用指揉法按揉肾反射区1~2分钟，以局部酸痛为宜。

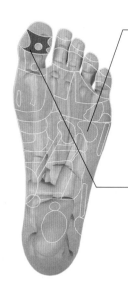

心反射区

位于左足足底第四跖骨与第五跖骨前段之间，在肺反射区后方。刺激本反射区可理气止痛，强心通脉。

大脑反射区

位于双脚拇趾趾腹全部。刺激本反射区可清热解表，醒神开窍。

按摩▶心反射区	按摩▶大脑反射区
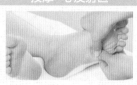	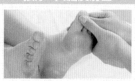
3 采用拇指指腹按压法按压心反射区2~5分钟。	4 采用掐法掐按大脑反射区2~5分钟，以局部酸痛为宜。

神门反射区

位于三角窝后1/3的上部，即三角窝4区。刺激本反射区可安神定志。

心反射区

位于耳甲腔正中凹陷处，即耳甲15区。刺激本反射区可调经统血。

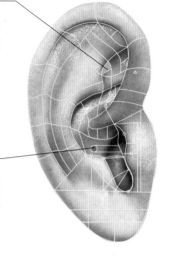

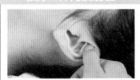

按摩▶神门反射区

5 采用捏揉法揉动神门反射区1～2分钟，以发红为宜。

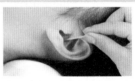

按摩▶心反射区

6 采用切按法切压心反射区1～2分钟，以发红为宜。

高血压，
调理气血稳血压

高血压是以动脉血压升高为主要临床表现的慢性全身性血管疾病，收缩压≥140毫米汞柱和（或）舒张压≥90毫米汞柱，即可诊断为高血压。本病早期无明显症状，部分患者会出现头晕、头痛、心悸、失眠、耳鸣、乏力、颜面潮红或肢体麻木等不适表现。

【选取反射区】手部血压区反射区、甲状腺反射区；足部肝反射区、肾反射区；耳部耳背沟反射区、神门反射区。以上反射区配合使用，可以平肝潜阳，控制血压。

养生足浴配方

【配方】夏枯草、钩藤30、菊花30、桑叶各30克。

【用法】以上药材用清水浸泡30分钟，加水2000毫升煎汤，煮沸20分钟后去渣取汁，调温后浴足，每日2次，每次30分钟，每日换药1剂，10日为1疗程。

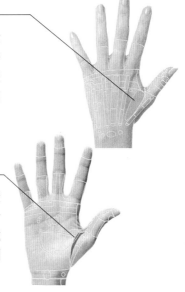

血压区反射区

位于双手手背，为第一掌骨、阳溪穴、第二掌骨所包围的区域，以及示指近节指骨近端1/2的桡侧。刺激本反射区可醒神安神，熄风止痉，调控血压。

甲状腺反射区

位于双手掌侧第一掌骨近心端起至第一、第二掌骨之间，转向拇指方向至虎口边缘连成带状区域。刺激本反射区可清心安神。

按摩▶血压区反射区	按摩▶甲状腺反射区

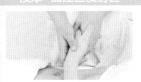

1 采用指揉法按揉血压区反射区1～2分钟，以局部酸痛为宜。

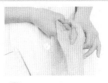

2 采用指揉法按揉甲状腺反射区1～2分钟，以局部酸痛为宜。

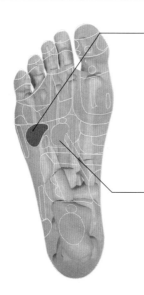

肝反射区

位于右足足底第四跖骨与第五跖骨前段之间，在肺反射区的后方及足背上与该区域相对应的位置。刺激本反射区可养肝明目，疏肝利胆。

肾反射区

位于双足足底部，第二跖骨与第三跖骨体之间，近跖骨底处，蜷足时中央凹陷处。刺激本反射区可补肾强腰。

按摩▸肝反射区	按摩▸肾反射区
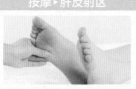	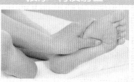
3 采用拇指指腹按压法按压肝反射区2~5分钟。	**4** 采用拇指指腹按压法按压肾反射区2~5分钟。

神门反射区

位于三角窝后1/3的上部，即三角窝4区。刺激本反射区可安神定志。

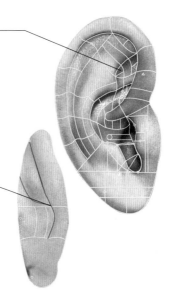

耳背沟反射区

位于对耳轮沟和对耳轮上、下脚沟处。刺激本反射区可舒畅血管。

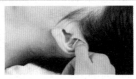

按摩▶耳背沟反射区	按摩▶神门反射区
5 采用切按法切压耳背沟反射区1~2分钟，以发红为宜。	6 采用捏揉法揉动神门反射区1~2分钟，以发红为宜。

低血压,
醒脑提神调血压

低血压指血压降低引起的一系列症状,部分人群无明显症状,病情轻微者可有头晕、头痛、食欲不振、疲劳、脸色苍白等,严重者会出现直立性眩晕、四肢冰凉、心律失常等症状。这些症状主要因血压下降,血液循环缓慢,影响组织细胞氧气和营养的供应引起。西医诊断低血压的标准为血压值小于90/60毫米汞柱。

【选取反射区】手部脾反射区、肾上腺反射区;足部内耳迷路反射区、生殖腺反射区;耳部皮质下反射区、心反射区。以上反射区配合使用,可以提神醒脑,升提血压。

> ### 养生足浴配方
>
> 【配方】黄芪30克,枳实20克,白酒50毫升。
>
> 【用法】黄芪、枳实先加水2000毫升煎汤,煮沸20分钟后去渣取汁,与白酒同时入桶,调温后浴足,每日1次,每次30分钟,每日换药1剂,20日为1疗程。

脾反射区

位于左手掌侧第四、第五掌骨间（中段远端），横膈膜反射区与横结肠反射区之间。刺激本反射区可助阳健脾，通调肠气。

肾上腺反射区

位于双手掌面第二、第三掌骨之间，距离第二、第三掌骨头1.5～2厘米处。刺激本反射区可清热通络。

按摩▶脾反射区	按摩▶肾上腺反射区
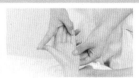	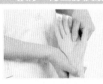
1 采用指揉法按揉脾反射区1～2分钟，以局部酸痛为宜。	2 采用指揉法按揉肾上腺反射区1～2分钟，以局部酸痛为宜。

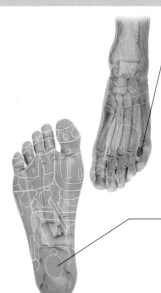

内耳迷路反射区

位于双足足背第四跖骨和第五跖骨骨缝的前端，止于第四、第五跖趾关节。刺激本反射区可清热祛火。

生殖腺反射区

位于双足足底跟骨中央处。刺激本反射区可清热利湿，益肾固带。

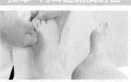

按摩▶内耳迷路反射区

3 采用单示指叩拳法顶压内耳迷路反射区2~5分钟。

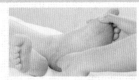

按摩▶生殖腺反射区

4 采用单示指叩拳法顶压生殖腺反射区2~5分钟。

心反射区

位于耳甲腔正中凹陷处，即耳甲15区。刺激本反射区可调经统血。

皮质下反射区

位于对耳屏的内侧面，即对耳屏4区。刺激本反射区可清头明目，通经活络。

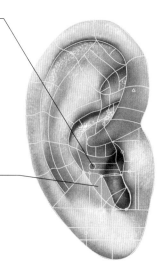

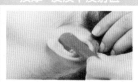

按摩▶皮质下反射区

5 采用刮压法刮压皮质下反射区1~2分钟，以发红为宜。

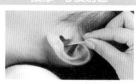

按摩▶心反射区

6 采用切按法切压心反射区1~2分钟，以发红为宜。

糖尿病，
调补阴阳降血糖

糖尿病是由于血中胰岛素相对不足，导致血糖过高，出现尿糖，进而引起脂肪和蛋白质代谢紊乱的常见的内分泌代谢性疾病。临床上可出现多尿、烦渴、多饮、多食、消瘦等表现，持续高血糖与长期代谢紊乱等症状可导致眼、肾、心血管系统及神经系统的损害。

【选取反射区】手部胃脾大肠区反射区、胰腺反射区；足部胃反射区、胰腺反射区；耳部肾上腺反射区、内分泌反射区。以上反射区配合使用，可以滋阴降糖。

养生足浴配方

【配方】鲜石斛15克，石膏12克，天花粉、山药、茯苓各9克，麦冬6克，陈皮3克，清半夏4.5克。

【用法】以上药材浸泡30分钟，加水2000毫升，煮沸后取汁，一煎药汤代茶饮服，二煎药汤于睡前浴足，每日1次，每次30分钟，30日为1疗程。

胃脾大肠区反射区

位于手掌面，第一、第二掌骨之间的椭圆形区域。刺激本反射区可健脾利湿，散寒止痛。

胰腺反射区

位于双手胃反射区与十二指肠反射区之间，第一掌骨体中部的区域。刺激本反射区可生发胃气，燥化脾湿。

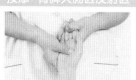

按摩▶胃脾大肠区反射区

1 采用指揉法按揉胃脾大肠区反射区1~2分钟。

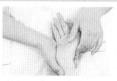

按摩▶胰腺反射区

2 采用指揉法按揉胰腺反射区1~2分钟，以局部酸痛为宜。

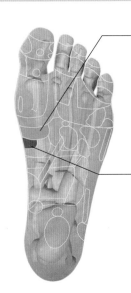

胃反射区

位于双足足底第一跖骨中部，甲状腺反射区下约一横指宽。刺激本反射区可理气和胃，通经活络。

胰腺反射区

位于双足足底第一跖骨体中下段胃反射区与十二指肠反射区之间靠内侧。刺激本反射区可调理胰腺功能。

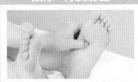

按摩▶胃反射区

3 采用掐法掐按胃反射区2~5分钟，以局部酸痛为宜。

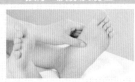

按摩▶胰腺反射区

4 采用拇指指腹按压法按压胰腺反射区2~5分钟。

肾上腺反射区

位于耳屏游离缘下部尖端，即耳屏2区后缘处。刺激本反射区可祛风消炎，滋阴益肾。

内分泌反射区

位于屏间切迹内，耳甲腔的底部，即耳甲18区。刺激本反射区可调节内分泌。

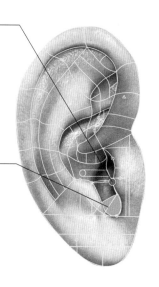

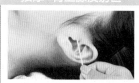

按摩▶肾上腺反射区

5 采用切按法切压肾上腺反射区1~2分钟，以发红为宜。

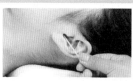

按摩▶内分泌反射区

6 采用切按法切压内分泌反射区1~2分钟，以发红为宜。

消化性溃疡，
和胃利肠消溃疡

消化性溃疡绝大多数（95%以上）发病部位于胃和十二指肠，故又称胃及十二指肠溃疡。患者有周期性上腹部疼痛、反酸、嗳气等症状。本病易反复发作，呈慢性经过。十二指肠溃疡较胃溃疡多见。

【选取反射区】手部胃脾大肠区反射区、十二指肠反射区；足部胃反射区、十二指肠反射区；耳部胃反射区、大肠反射区。以上反射区配合使用，可以和胃利肠。

养生足浴配方

【配方】陈皮150克，干玫瑰花200克。

【用法】以上药材择净，共研成末备用。每次取药末5克，沸水冲溶代茶饮服，每日3次；再取药末20克，入桶后沸水冲溶，静置5分钟后调温浴足，每日1次，每次30分钟，10日为1疗程。

胃脾大肠区反射区

位于手掌面，第一、第二掌骨之间的椭圆形区域。刺激本反射区可健脾利湿，散寒止痛。

十二指肠反射区

位于双手掌面，第一掌骨体近端，胰腺反射区下方的区域。刺激本反射区可和胃行水，理气止痛。

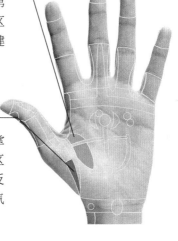

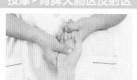

按摩▶胃脾大肠区反射区

1 采用指揉法按揉胃脾大肠区反射区1~2分钟，以发红为宜。

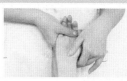

按摩▶十二指肠反射区

2 采用指揉法按揉十二指肠反射区1~2分钟。

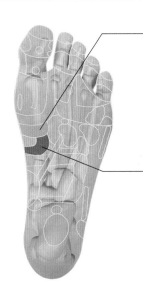

胃反射区

位于双足足底第一跖骨中部，甲状腺反射区下约一横指宽。刺激本反射区可理气和胃，通经活络。

十二指肠反射区

位于双足足底第一跖骨底处，胰腺反射区的后外方。刺激本反射区可和胃行水，理气止痛。

按摩▶胃反射区	按摩▶十二指肠反射区
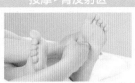	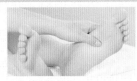
3 采用单示指叩拳法顶压胃反射区2~5分钟，以酸痛为宜。	4 采用拇指指腹按压法按压十二指肠反射区2~5分钟。

大肠反射区

位于耳轮脚及部分耳轮与ＡＢ线之间的前1／3处，即耳甲7区。刺激本反射区可消食通便，调理气血。

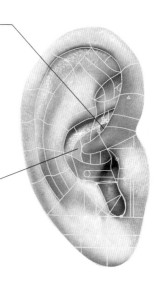

胃反射区

位于耳轮脚消失处，即耳甲4区。刺激本反射区可和胃降逆。

按摩▶胃反射区

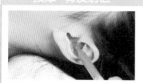

5 采用切按法切压胃反射区1～2分钟，以发红为宜。

按摩▶大肠反射区

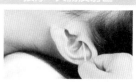

6 采用切按法切压大肠反射区1～2分钟，以发红为宜。

慢性胆囊炎，
疏肝利胆健脾胃

慢性胆囊炎大多数为慢性结石性胆囊炎。本病可由急性胆囊炎反复发作迁延而来，也可慢性起病。本病临床症状常见右上腹部或心窝部隐痛，饭后饱胀不适、嗳气，进食油腻食物后可有恶心、呕吐等症状。

【选取反射区】手部胆囊反射区、肝反射区；足部胆囊反射区、肝反射区；耳部皮质下反射区、交感反射区。以上反射区配合使用，可以疏肝利胆。

养生足浴配方

【配方】香附、青皮、赤芍、牡丹皮各20克，柴胡、地骨皮、苍术、连翘、生地黄各10克。

【用法】以上药材用清水浸泡30分钟，加水2000毫升煎汤，煮沸20分钟后去渣取汁，调温后浴足，每日2次，每次30分钟，每日换药1剂，10日为1疗程。

胆囊反射区

位于右手的手掌侧及背侧，第四、第五掌骨之间，紧靠肝反射区的腕侧的第四掌骨处。刺激本反射区可利胆疏肝，降逆和胃。

肝反射区

位于右手的掌面，第四、第五掌骨体中点之间近掌骨头处。刺激本反射区可养肝明目。

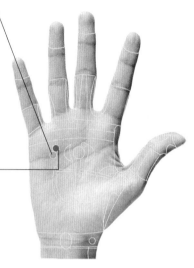

按摩▶胆囊反射区	按摩▶肝反射区
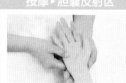	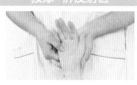
1 采用指按法按压胆囊反射区1～2分钟，以局部酸痛为宜。	2 采用指按法按压肝反射区1～2分钟，以局部酸痛为宜。

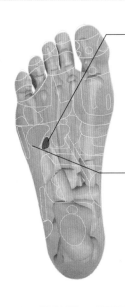

胆囊反射区

位于右足足底第三、四跖骨中段之间，在肝反射区的内下方。刺激本反射区可利胆疏肝，降逆和胃。

肝反射区

位于右足足底第四跖骨与第五跖骨前段之间，在肺反射区的后方及足背上与该区域相对应的位置。刺激本反射区可养肝明目。

按摩▶胆囊反射区	按摩▶肝反射区
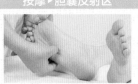	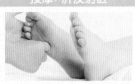
3 采用掐法掐按胆囊反射区2~5分钟，以酸痛为宜。	4 采用单示指叩拳法顶压肝反射区2~5分钟，以酸痛为宜。

交感反射区

位于对耳轮下脚前端与耳轮内缘交界处，即对耳轮6区前端。刺激本反射区可和胃祛痛。

皮质下反射区

位于对耳屏的内侧面，即对耳屏4区。刺激本反射区可清头明目，通经活络。

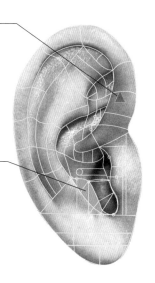

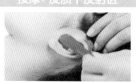

按摩 ▶ 皮质下反射区

5 采用刮压法刮压皮质下反射区1~2分钟，以发红为宜。

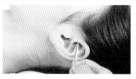

按摩 ▶ 交感反射区

6 采用切按法切压交感反射区1~2分钟，以发红为宜。

慢性胃炎，
健脾和胃促消化

慢性胃炎是指由不同病因引起的胃黏膜的慢性炎症或萎缩性病变，其实质是胃黏膜上皮遭受反复损害后，由于黏膜特异的再生能力，以致黏膜发生改变，且最终导致不可逆的固有胃腺体的萎缩，甚至消失。本病常见的症状是上腹疼痛和饱胀，常因食用冷食、硬食、辛辣或其他刺激性食物引起或诱发。

【选取反射区】手部胃反射区、十二指肠反射区；足部胃反射区、肾反射区；耳部胃反射区、耳背脾反射区。以上反射区配合使用，可以健脾和胃。

养生足浴配方

【配方】鸡内金、香橼皮各50克。

【用法】以上药材焙干，共研为末备用。每次取药末2克，于饭后温水送服，每日2次；再取药末10克，沸水冲溶，于睡前调温后浴足，每日1次，每次30分钟，5日为1疗程。

胃反射区

位于双手第一掌骨体远端。刺激本反射区可理气和胃，通经活络。

十二指肠反射区

位于双手掌面，第一掌骨体近端，胰腺反射区下方的区域。刺激本反射区可和胃行水，理气止痛。

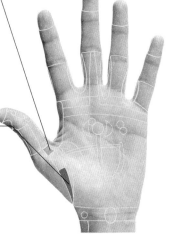

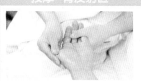

按摩▶胃反射区

1 采用指按法按压胃反射区1～2分钟，以局部酸痛为宜。

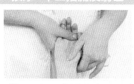

按摩▶十二指肠反射区

2 采用指按法按压十二指肠反射区1～2分钟。

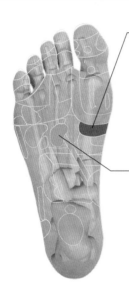

胃反射区

位于双足足底第一跖骨中部,甲状腺反射区下约一横指宽。刺激本反射区可理气和胃,促消化。

肾反射区

位于双足足底部,第二跖骨与第三跖骨体之间,近跖骨底处,蜷足时中央凹陷处。刺激本反射区可补肾强腰,通利二便。

按摩▶胃反射区	按摩▶肾反射区
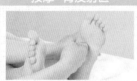	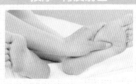
3 采用单示指叩拳法顶压胃反射区2~5分钟,以酸痛为宜。	**4** 采用拇指指腹按压法按压肾反射区2~5分钟。

胃反射区

位于耳轮脚消失处，即耳甲4区。刺激本反射区可和胃降逆。

耳背脾反射区

位于耳背中央部，即耳背3区。刺激本反射区可健脾渗湿。

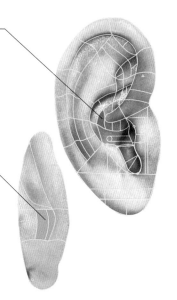

按摩▸胃反射区	按摩▸耳背脾反射区

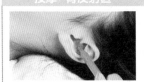 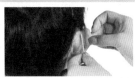

5 采用切按法切压胃反射区1~2分钟，以发红为宜。

6 采用切按法切压耳背脾反射区1~2分钟，以发红为宜。

▶慢性咽炎，
滋阴养肺除邪热

慢性咽炎是咽部黏膜及黏膜下组织、淋巴组织的弥漫性慢性炎症，以咽中不适为主症，主要表现为咽部常有异物感或干燥灼热感，咽痒欲咳，痰涎黏稠不易咳出，易引起恶心、干呕。中医称本病为虚火喉痹，中医认为本病是由于脏腑虚损，虚火上炎生风，熏灼咽喉所致。

【选取反射区】手部舌、口腔反射区，上身淋巴结反射区；足部肺及支气管反射区、脾反射区；耳部气管反射区、心反射区。以上反射区配合使用，可以滋阴除热，润肺利咽。

> **养生足浴配方**
>
> 【配方】生地黄30克，玄参20克，丹皮、知母、黄柏各15克。
>
> 【用法】以上药材用清水浸泡30分钟，加水2000毫升煎汤，煮沸20分钟后去渣取汁，先取一小杯用于漱口，剩余药汁调温后浴足，每日1次，每次30分钟，每日换药1剂，10日为1疗程。

舌、口腔反射区

立于双手拇指背侧，指
关节横纹的中央处。刺
激本反射区可活血通
络，消炎止痛。

上身淋巴结反射区

位于双手背部尺侧缘，
手背腕骨与尺骨之间的
凹陷处。刺激本反射区
可祛炎消肿。

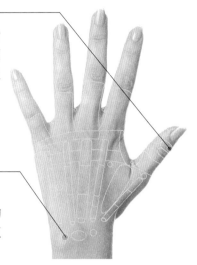

按摩▶舌、口腔反射区	按摩▶上身淋巴结反射区
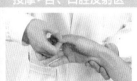	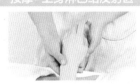
1 采用指按法按压舌、口腔反射区1~2分钟。	2 采用指揉法按揉上身淋巴结反射区1~2分钟。

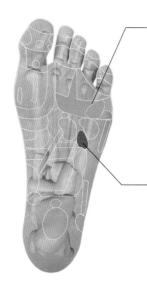

肺及支气管反射区

肺反射区位于自甲状腺反射区向外到肩反射区处约一横指宽的带状区。支气管敏感带自肺反射区中部向第三趾延伸。刺激本反射区可止咳化痰。

脾反射区

位于左足足底第四、第五跖骨之间，距心脏反射区下方约一横指处。刺激本反射区可助阳健脾，通调肠气。

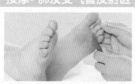

按摩▶肺及支气管反射区

3 采用刮压法刮压肺及支气管反射区2~5分钟。

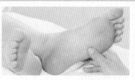

按摩▶脾反射区

4 采用拇指指腹按压法按压脾反射区2~5分钟。

气管反射区

位于心区与外耳门之间，即耳甲16区。刺激本反射区可止咳平喘。

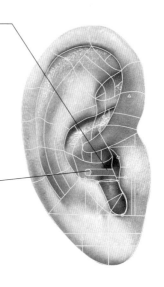

心反射区

位于耳甲腔正中凹陷处，即耳甲15区。刺激本反射区可调经统血，清心泻火。

按摩▶气管反射区

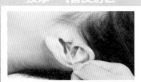

5 采用切按法切压气管反射区1～2分钟，以发红为宜。

按摩▶心反射区

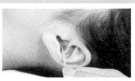

6 采用切按法切压心反射区1～2分钟，以发红为宜。

慢性鼻炎，
行气活血通鼻窍

 慢性鼻炎是鼻腔黏膜和黏膜下层的慢性炎症。慢性鼻炎主要病因包括急性鼻炎反复发作或治疗不彻底而演变成慢性鼻炎，或邻近部位的慢性炎症长期刺激等。临床主要表现为鼻塞、鼻涕多等症状，肥厚性鼻炎可表现为持续性鼻塞，单纯性鼻炎表现为间歇性鼻塞。

【选取反射区】手部额窦反射区、鼻反射区；耳部神门反射区、肾上腺反射区。以上反射区配合使用，可以宣通鼻窍，缓解鼻炎。

养生足浴配方

【配方】苍耳子50克，辛夷15克，白芷10克。

【用法】以上药材用清水浸泡30分钟，加水2000毫升煎汤，煮沸20分钟后去渣取汁，调温后浴足，每日1次，每次30分钟，每日换药1剂，10日为1疗程。

额窦反射区

位于双手掌面，十指顶端约1厘米范围内。刺激本反射区可镇静止痛，通经活经。

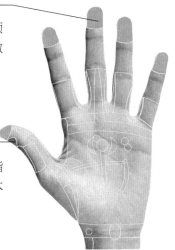

鼻反射区

位于双手掌侧拇指末节指腹桡侧面的中部。刺激本反射区可利咽通鼻。

按摩▶额窦反射区	按摩▶鼻反射区
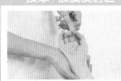	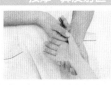
1 采用指揉法按揉额窦反射区1~2分钟，以局部酸痛为宜。	2 采用指按法按压鼻反射区1~2分钟，以局部酸痛为宜。

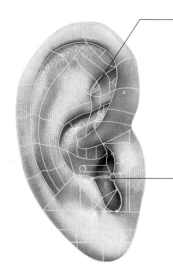

神门反射区

位于三角窝后1/3的上部，即三角窝4区。刺激本反射区可舒筋通络，安神定志。

肾上腺反射区

位于耳屏游离缘下部尖端，即耳屏2区后缘处。刺激本反射区可祛风消炎。

按摩▶神门反射区	按摩▶肾上腺反射区
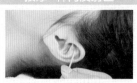	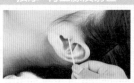
3 采用切按法切压神门反射区1~2分钟，以发红为宜。	**4** 采用切按法切压肾上腺反射区1~2分钟，以发红为宜。

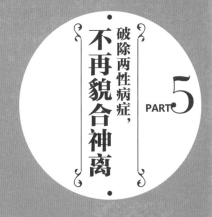

破除两性病症，不再貌合神离

PART 5

若妇科疾病和男科疾病在生活中肆意横行，
夫妻生活必会受到影响和困扰，
但是上医院治疗总觉得会暴露隐私，
而反射区疗法则能很好地解决这个难题。
不打针，不吃药，
手、足、耳按摩能帮助破除两性病症，
使夫妻生活更和谐。

乳腺增生，
疏肝健脾调气血

乳腺增生是指正常乳腺小叶生理性增生与复旧不全，乳腺正常结构出现紊乱，它是既非炎症又非肿瘤的一类病症。临床表现为乳房疼痛、乳房肿块及乳房溢液等。本病多由内分泌失调、精神、环境因素、服用激素保健品等所致。

【选取反射区】手部胸（乳房）反射区、肾上腺反射区；足部胸（乳房）反射区、胸部淋巴结反射区；耳部肝反射区、内分泌反射区。以上反射区配合使用，可以通乳散结，消肿止痛。

养生足浴配方

【配方】青皮25克，陈皮、延胡索各20克，醋250毫升。

【用法】以上药材择净，加醋炒干后加水2000毫升煎汤，煮沸20分钟后去渣取汁，调温后浴足，每日1次，每次30分钟，每日换药1剂，10日为1疗程。

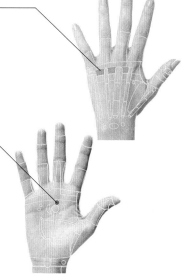

胸（乳房）反射区

位于双手手背第二、第三、第四掌骨的远端。刺激本反射区可清心泻热，理气活络，畅通心胸。

肾上腺反射区

位于双手掌面第二、第三掌骨之间，距离第二、第三掌骨头1.5～2厘米处。刺激本反射区可清热通络。

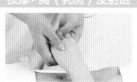

按摩▶胸（乳房）反射区

1 采用指揉法按揉胸（乳房）反射区1～2分钟。

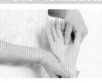

按摩▶肾上腺反射区

2 采用指揉法按揉肾上腺反射区1～2分钟，以局部酸痛为宜。

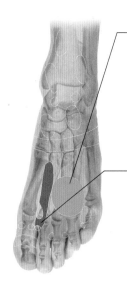

胸（乳房）反射区

位于双足足背，当第二、第三、第四跖骨所形成的带状区域。刺激本反射区可清心泻热，理气活络。

胸部淋巴结反射区

位于双足足背，当第一跖骨及第二跖骨间缝处。刺激本反射区可宽胸利膈。

按摩▸胸（乳房）反射区	按摩▸胸部淋巴结反射区
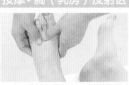	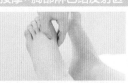
3 采用拇指指腹按压法按压胸（乳房）反射区2~5分钟。	4 采用掐法掐按胸部淋巴结反射区2~5分钟，以酸痛为宜。

肝反射区

位于耳甲艇的后下部，即耳甲12区。刺激本反射区可保肝利胆，理气调经。

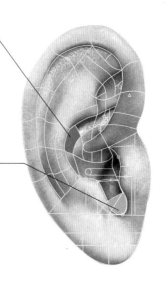

内分泌反射区

位于屏间切迹内，耳甲腔的底部，即耳甲18区。刺激本反射区可调经止带，调节内分泌。

按摩▶肝反射区	按摩▶内分泌反射区
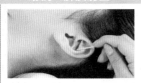	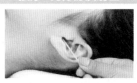
5 采用切按法切压肝反射区1~2分钟，以发红为宜。	**6** 采用切按法切压内分泌反射区1~2分钟，以发红为宜。

月经不调,
调和气血益肝肾

月经是机体由于受垂体前叶及卵巢内分泌激素的调节而呈现的有规律的周期性子宫内膜脱落现象。月经不调是指月经的周期、经色、经量、经质发生了改变。中医认为本病多由肾虚而致冲、任功能失调,或肝热不能藏血、脾虚不能生血等致本病的发生。

【选取反射区】手部生殖腺反射区,子宫、阴道、尿道反射区;足部下腹部反射区、子宫反射区;耳部内生殖器反射区、盆腔反射区。以上反射区配合使用,可以补益肝肾,活血通经。

养生足浴配方

【配方】益母草、夏枯草、紫花地丁各30克。

【用法】以上药材用清水浸泡30分钟,加水2000毫升煎汤2次,煮沸20分钟后去渣取汁,两次汤汁混合调温后浴足,每日2次,每次40分钟,药冷后加热再泡,每日换药1剂,10日为1疗程。

生殖腺反射区

位于双手掌腕横纹中点处，相当于手厥阴心包经大陵穴的位置。刺激本反射区可清热利湿，益肾固带。

子宫、阴道、尿道反射区

位于双手掌侧腕横纹中点两侧的带状区域。刺激本反射区可益气固肾，消炎利尿。

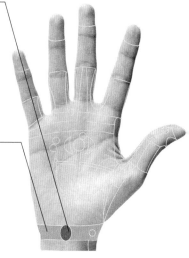

按摩▶生殖腺反射区	按摩▶子宫、阴道、尿道反射区
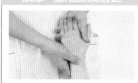	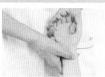
1 采用指揉法按揉生殖腺反射区1~2分钟，以局部酸痛为宜。	2 采用指揉法按揉子宫、阴道、尿道反射区1~2分钟。

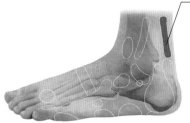

下腹部反射区

位于双小腿腓骨外侧后方，自足踝骨后方向上延伸四横指的带状区域。刺激本反射区可调经止痛。

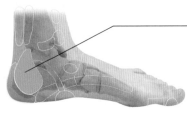

子宫反射区

位于双足足跟骨内侧内踝后下方的类似三角形区域。刺激本反射区可益气固肾，调经止带。

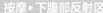

按摩▶下腹部反射区	按摩▶子宫反射区

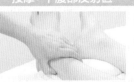

3 采用拇指指腹按压法按压下腹部反射区2~5分钟。

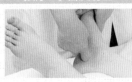

4 采用单示指叩拳法顶压子宫反射区2~5分钟。

内生殖器反射区

位于三角窝前1/3的下部，即三角窝2区。刺激本反射区可益肾固精。

盆腔反射区

位于三角窝后1/3的下部，即三角窝5区。刺激本反射区可舒筋活络，退热散风，改善盆腔血液循环。

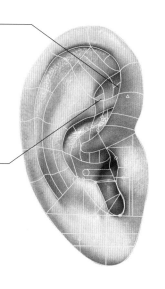

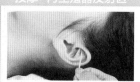

按摩▸内生殖器反射区

5 采用切按法切压内生殖器反射区1～2分钟，以发红为宜。

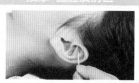

按摩▸盆腔反射区

6 采用切按法切压盆腔反射区1～2分钟，以发红为宜。

痛经，
活血化瘀除湿寒

痛经又称"月经痛"，是指妇女在月经前后或经期，出现下腹部或腰骶部剧烈疼痛，严重时伴有恶心、呕吐、腹泻，甚至昏厥。中医认为本病多因情志郁结，或经期受寒饮冷，以致经血滞于胞宫，或体质素弱，胞脉失养引起疼痛。

【选取反射区】手部腹腔神经丛反射区、生殖腺反射区；足部下腹部反射区、子宫反射区；耳部内生殖器反射区、盆腔反射区。以上反射区配合使用，可以活血化瘀，散寒除湿。

养生足浴配方

【配方】三棱、莪术各50克，五灵脂40克，桂枝30克，川芎20克。

【用法】以上药材浸泡30分钟，加水2000毫升，煮沸20分钟后取汁浴足，每日睡前1次，每次30分钟，每日换药1剂，每月行经前开始浴足，至月经结束停止。

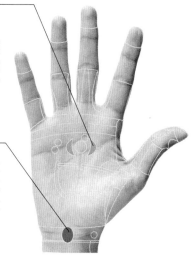

腹腔神经丛反射区

位于双手掌掌心第二、第三掌骨及第三、第四掌骨之间，肾反射区的两侧。刺激本反射区可调经统血，健脾回阳。

生殖腺反射区

位于双手掌腕横纹中点处，相当于手厥阴心包经大陵穴的位置。刺激本反射区可清热利湿，益肾固带。

按摩▶腹腔神经丛反射区	按摩▶生殖腺反射区
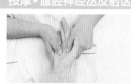	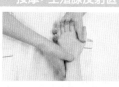
1 采用指按法按压腹腔神经丛反射区1～2分钟。	*2* 采用掐法掐按生殖腺反射区1～2分钟，以局部酸痛为宜。

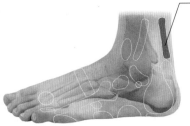

下腹部反射区

位于双小腿腓骨外侧后方，自足踝骨后方向上延伸四横指的带状区域。刺激本反射区可调经止痛。

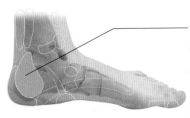

子宫反射区

位于双足足跟骨内侧内踝后下方的类似三角形区域。刺激本反射区可益气固肾，调经止带。

按摩▸下腹部反射区	按摩▸子宫反射区

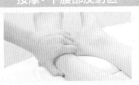

3 采用掐法掐按下腹部反射区2~5分钟，以局部酸痛为宜。

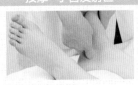

4 采用单示指叩拳法顶压子宫反射区2~5分钟。

内生殖器反射区

位于三角窝前1/3的下部，即三角窝2区。刺激本反射区可益肾固精。

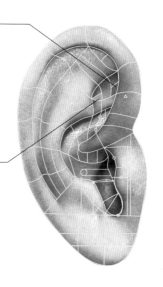

盆腔反射区

位于三角窝后1/3的下部，即三角窝5区。刺激本反射区可舒筋活络，退热散风，改善盆腔血液循环。

按摩▶内生殖器反射区	按摩▶盆腔反射区
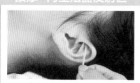	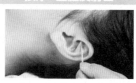
5 采用切按法切压内生殖器反射区1～2分钟，以发红为宜。	6 采用切按法切压盆腔反射区1～2分钟，以发红为宜。

闭经,
活血化瘀培元气

闭经是指妇女应有月经而超过一定时限仍未来潮者。正常女子一般14岁左右月经来潮，凡超过18岁尚未来潮者，为原发性闭经。月经周期建立后，又停经6个月以上者，为继发性闭经。

【选取反射区】手部垂体反射区、肾上腺反射区；足部尿道、阴道反射区，子宫反射区；耳部内生殖器反射区、肝反射区。以上反射区配合使用，可以活血调经。

养生足浴配方

【配方】生地黄、当归、赤芍、桃仁、五灵脂、大黄、牡丹皮、茜草、木通各15克。

【用法】以上药材用清水浸泡30分钟，加水2000毫升煎汤，煮沸20分钟后去渣取汁，调温后浴足，每日1次，每次30分钟，每日换药1剂，7日为1疗程。

垂体反射区

位于双手拇指指腹中央，在大脑反射区深处。刺激本反射区可调经统血。

肾上腺反射区

位于双手掌面第二、第三掌骨之间，距离第二、第三掌骨头1.5～2厘米处。刺激本反射区可清热通络。

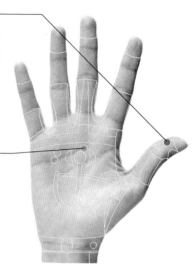

按摩▶垂体反射区	按摩▶肾上腺反射区
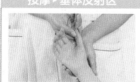	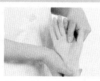
1 采用指揉法按揉垂体反射区1～2分钟，以局部酸痛为宜。	**2** 采用指揉法按揉肾上腺反射区1～2分钟，以局部酸痛为宜。

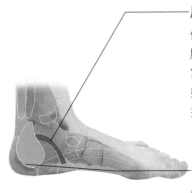

尿道、阴道反射区

位于双足足跟内侧，自膀胱反射区向上斜穿子宫反射区的一条带状反射区。刺激本反射区可益气固肾，消炎利尿。

子宫反射区

位于双足足跟骨内侧内踝后下方的类似三角形区域。刺激本反射区可益气固肾，调经止带。

按摩▶尿道、阴道反射区

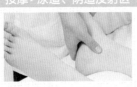

3 采用拇指指腹按压法按压尿道、阴道反射区2~5分钟。

按摩▶子宫反射区

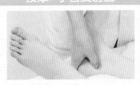

4 采用掐法掐按子宫反射区2~5分钟，以局部酸痛为宜。

内生殖器反射区

位于三角窝前1/3的下部，即三角窝2区。刺激本反射区可益肾固精。

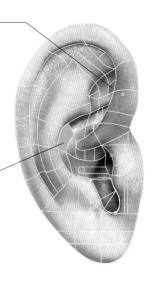

肝反射区

位于耳甲艇的后下部，即耳甲12区。刺激本反射区可保肝利胆，理气调经。

按摩▶内生殖器反射区

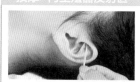

5 采用切按法切压内生殖器反射区1~2分钟，以发红为宜。

按摩▶肝反射区

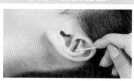

6 采用切按法切压肝反射区1~2分钟，以发红为宜。

白带增多，
升阳祛湿益脾肾

白带增多是指女性阴道分泌物量的增多，分为生理性白带增多和病理性白带增多，如果白带增多伴有多种病症出现，就要警惕妇科疾病的发生。平时要注意个人卫生，定期做全面的妇科体检，注意少用卫生护垫。

【选取反射区】手部生殖腺反射区、腹股沟反射区；足部下腹部反射区、子宫反射区；耳部盆腔反射区、内分泌反射区。以上反射区配合使用，可以调经止带。

养生足浴配方

【配方】蛇床子、土茯苓各30克，白鲜皮、百部各15克，黄柏、苦参各9克。

【用法】以上药材用清水浸泡30分钟，加水2000毫升煎汤，煮沸20分钟后去渣取汁，调温后浴足，每日2次，每次30分钟，每日换药1剂，每剂药煎汤2次，10日为1疗程。

腹股沟反射区

位于双手掌侧腕横纹的桡侧端，桡骨头凹陷处，相当于太渊穴的位置。刺激本反射区可固肾滋阴。

生殖腺反射区

位于双手掌腕横纹中点处，相当于手厥阴心包经大陵穴的位置。刺激本反射区可清热利湿，益肾固带。

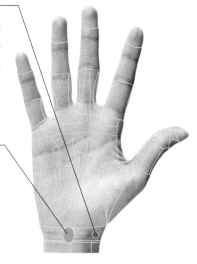

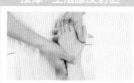

按摩▶生殖腺反射区

1 采用指揉法按揉生殖腺反射区1~2分钟，以局部酸痛为宜。

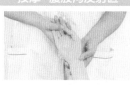

按摩▶腹股沟反射区

2 采用指揉法按揉腹股沟反射区1~2分钟，以局部酸痛为宜。

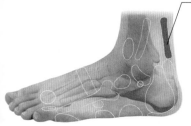

下腹部反射区

位于双小腿腓骨外侧后方，自足踝骨后方向上延伸四横指的带状区域。刺激本反射区可调经止痛。

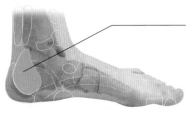

子宫反射区

位于双足足跟骨内侧内踝后下方的类似三角形区域。刺激本反射区可益气固肾，调经止带。

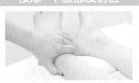

按摩▶下腹部反射区

3 采用掐法掐按下腹部反射区2～5分钟，以局部酸痛为宜。

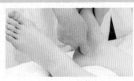

按摩▶子宫反射区

4 采用单示指叩拳法顶压子宫反射区2～5分钟。

盆腔反射区

位于三角窝后1/3的下部，即三角窝5区。刺激本反射区可舒筋活络，退热散风，改善盆腔血液循环。

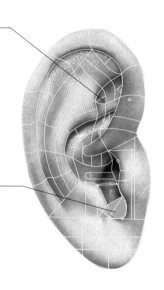

内分泌反射区

位于屏间切迹内，耳甲腔的底部，即耳甲18区。刺激本反射区可调经止带，调节内分泌。

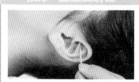

按摩▶盆腔反射区

5 采用切按法切压盆腔反射区1～2分钟，以发红为宜。

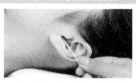

按摩▶内分泌反射区

6 采用切按法切压内分泌反射区1～2分钟，以发红为宜。

▶盆腔炎，
调理下焦消炎症

盆腔炎指女性上生殖道及其周围组织的炎症，主要包括子宫内膜炎、输卵管炎、输卵管卵巢脓肿、盆腔腹膜炎。经期卫生不良、产后或流产后感染，以及宫腔内手术操作后感染等，这些是引起盆腔炎的常见病因。

【选取反射区】手部生殖腺反射区、肾上腺反射区；足部生殖腺反射区、子宫反射区；耳部盆腔反射区、耳尖反射区。以上反射区配合使用，可以调理下焦。

养生足浴配方

【配方】紫花地丁、野菊花、丝瓜叶、半枝莲各20克。

【用法】以上药材用清水浸泡30分钟，加水2000毫升煎汤，煮沸20分钟后去渣取汁，调温后浴足，每日1次，每次30分钟，每日换药1剂，10日为1疗程。

肾上腺反射区

位于双手掌面第二、第三掌骨之间，距离第二、第三掌骨头1.5～2厘米处。刺激本反射区可清热通络。

生殖腺反射区

位于双手掌腕横纹中点处，相当于手厥阴心包经大陵穴的位置。刺激本反射区可清热利湿，益肾固带。

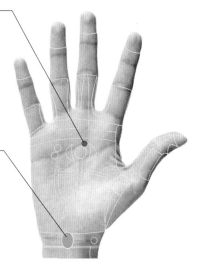

按摩▶生殖腺反射区	按摩▶肾上腺反射区
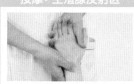	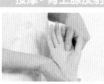
1 采用指揉法按揉生殖腺反射区1～2分钟，以局部酸痛为宜。	**2** 采用指按法按压肾上腺反射区1～2分钟，以局部酸痛为宜。

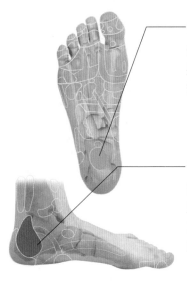

生殖腺反射区

位于双足足底跟骨中央处。刺激本反射区可清热利湿，益肾固带。

子宫反射区

位于双足足跟骨内侧内踝后下方的类似三角形区域。刺激本反射区可益气固肾，调经止带。

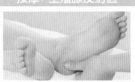

3 采用拇指指腹按压法按压生殖腺反射区2~5分钟。

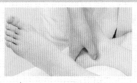

4 采用掐法掐按子宫反射区2~5分钟，以局部酸痛为宜。

耳尖反射区

位于耳郭向前对折的上部尖端处，即耳轮6、7区交界处。刺激本反射区可通经活络。

盆腔反射区

位于三角窝后1/3的下部，即三角窝5区。刺激本反射区可舒筋活络，退热散风，改善盆腔血液循环。

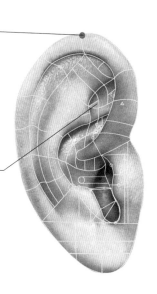

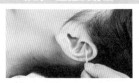

按摩▶盆腔反射区

5 采用切按法切压盆腔反射区1～2分钟，以发红为宜。

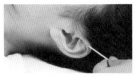

按摩▶耳尖反射区

6 采用切按法切压耳尖反射区1～2分钟，以发红为宜。

不孕症，
调补阴阳好受孕

不孕症是指夫妇同居而未避孕，经过较长时间不怀孕者。临床上分原发性不孕和继发性不孕两种，同居3年以上未受孕者，称原发性不孕；婚后曾有过妊娠，相距3年以上未受孕者，称继发性不孕。

【选取反射区】手部生殖腺反射区、肾反射区；足部下腹部反射区、子宫反射区；耳部内生殖器反射区、肾上腺反射区。以上反射区配合使用，可以调理生殖系统。

养生足浴配方

【配方】生地黄、牛膝、肉苁蓉、五味子各30克。

【用法】以上药材用清水浸泡30分钟，加水2000毫升煎汤，煮沸20分钟后去渣取汁，调温后浴足，每日2次，每次30分钟，每日换药1剂，每剂药煎汤2次，7日为1疗程。

肾反射区

位于双手的中央区域, 第三掌骨中点, 相当于劳宫穴的位置。刺激本反射区可补肾强腰, 通利二便。

生殖腺反射区

位于双手掌腕横纹中点处, 相当于手厥阴心包经大陵穴的位置。刺激本反射区可清热利湿, 益肾固带。

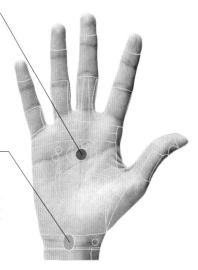

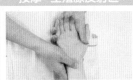

按摩▶生殖腺反射区

1 采用指揉法按揉生殖腺反射区1~2分钟, 以局部酸痛为宜。

按摩▶肾反射区

2 采用指揉法按揉肾反射区1~2分钟, 以局部酸痛为宜。

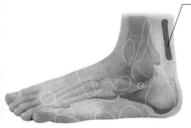

下腹部反射区

位于双小腿腓骨外侧后方，自足踝骨后方向上延伸四横指的带状区域。刺激本反射区可调经止痛。

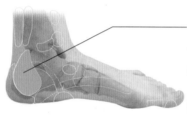

子宫反射区

位于双足足跟骨内侧内踝后下方的类似三角形区域。刺激本反射区可益气固肾，调经止带。

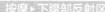

按摩▸下腹部反射区	按摩▸子宫反射区
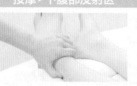	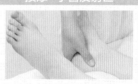
3 采用掐法掐按下腹部反射区2~5分钟，以局部酸痛为宜。	**4** 采用拇指指腹按压法按压子宫反射区2~5分钟。

内生殖器反射区

位于三角窝前1/3的下部，即三角窝2区。刺激本反射区可益肾固精。

肾上腺反射区

位于耳屏游离缘下部尖端，即耳屏2区后缘处。刺激本反射区可祛风消炎。

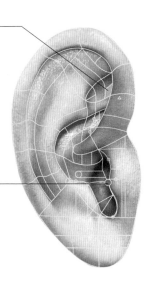

按摩▶内生殖器反射区	按摩▶肾上腺反射区
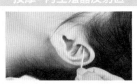	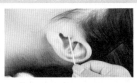
5 采用切按法切压内生殖器反射区1~2分钟，以发红为宜。	6 采用切按法切压肾上腺反射区1~2分钟，以发红为宜。

更年期综合征，
调理肝肾畅情志

更年期综合征是指女性从生育期向老年期过渡期间，因卵巢功能逐渐衰退，导致人体雌激素分泌量减少，从而引起自主神经功能失调，以代谢障碍为主的一系列病症，多发于45岁以上的女性，其主要临床表现有月经紊乱、潮热、心悸、胸闷、烦躁不安、失眠、小便失禁等。

【选取反射区】手部心脏反射区、肝反射区；足部肝反射区、脾反射区；耳部心反射区、肝反射区。以上反射区配合使用，可以调理肝肾，解郁除烦。

养生足浴配方

【配方】女贞子60克，制何首乌50克，莲子心、苦丁茶各10克。

【用法】以上药材用清水浸泡30分钟，加水2000毫升煎汤，煮沸20分钟后去渣取汁，调温后浴足，每晚1次，每次30分钟，每日换药1剂，10日为1疗程。

心脏反射区

位于左手尺侧，手掌及手背第四、第五掌骨之间，近掌骨头处。刺激本反射区可理气止痛，强心通脉。

肝反射区

位于右手的掌面，第四、第五掌骨体中点之间近掌骨头处。刺激本反射区可养肝明目。

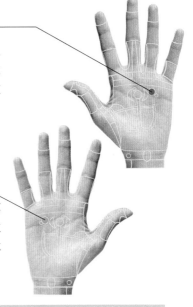

按摩▶心脏反射区	按摩▶肝反射区
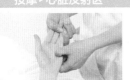	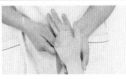
1 采用掐法掐按心脏反射区1~2分钟，以局部酸痛为宜。	**2** 采用指揉法按揉肝反射区1~2分钟，以局部酸痛为宜。

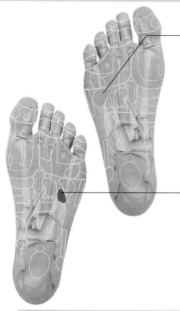

肝反射区

位于右足足底第四跖骨与第五跖骨前段之间，在肺反射区的后方及足背上与该区域相对应的位置。刺激本反射区可养肝明目。

脾反射区

位于左足足底第四、五跖骨之间，距心脏反射区下方约一横指处。刺激本反射区可助阳健脾，通调肠气。

按摩▶肝反射区	按摩▶脾反射区

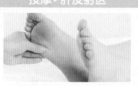

3 采用拇指指腹按压法按压肝反射区2~5分钟。

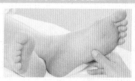

4 采用拇指指腹按压法按压脾反射区2~5分钟。

心反射区

位于耳甲腔正中凹陷处，即耳甲15区。刺激本反射区可调经统血。

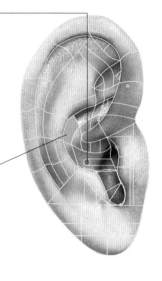

肝反射区

位于耳甲艇的后下部，即耳甲12区。刺激本反射区可保肝利胆，理气调经。

按摩▸心反射区

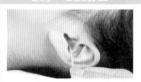

5 采用切按法切压心反射区1～2分钟，以发红为宜。

按摩▸肝反射区

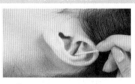

6 采用切按法切压肝反射区1～2分钟，以发红为宜。

▶遗精，

补心益肾降虚火

遗精是指无性交而精液自行外泄的一种男性疾病。一般成年男性一周遗精不超过1次属正常的生理现象；如果一周数次或一日数次，并伴有精神萎靡、腰酸腿软、心慌气喘，则属于病理性遗精。

【选取反射区】手部生殖腺反射区、腹股沟反射区；足部前列腺反射区、肾反射区；耳部肾上腺反射区、内生殖器反射区。以上反射区配合使用，可以滋阴涩精。

养生足浴配方

【配方】黄连、肉桂各6克，知母、黄柏、五倍子、菟丝子各12克，仙鹤草、煅牡蛎、煅龙骨各20克。

【用法】以上药材用清水浸泡30分钟，加水2000毫升煎汤，煮沸20分钟后去渣取汁，趁热熏洗外阴，待药温适合时浴足，每日2次，每次30分钟，每日换药1剂，每剂药煎汤2次，15日为1疗程。

腹股沟反射区

位于双手掌侧腕横纹的桡侧端，桡骨头凹陷处，相当于太渊穴的位置。刺激本反射区可固肾滋阴。

生殖腺反射区

位于双手掌腕横纹中点处，相当于手厥阴心包经大陵穴的位置。刺激本反射区可清热利湿，益肾固带。

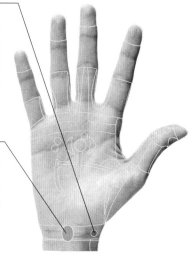

按摩▶生殖腺反射区	按摩▶腹股沟反射区
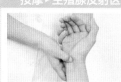	
1 采用掐法掐按生殖腺反射区1～2分钟，以局部酸痛为宜。	2 采用掐法掐按腹股沟反射区1～2分钟，以局部酸痛为宜。

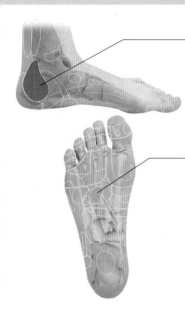

前列腺反射区

位于双足足跟骨内侧内踝后下方的类似三角形区域。刺激本反射区可清热利湿。

肾反射区

位于双足足底部，第二跖骨与第三跖骨体之间，近跖骨底处，蜷足时中央凹陷处。刺激本反射区可补肾强腰，通利二便。

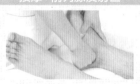

按摩▶前列腺反射区

3 采用单示指叩拳法顶压前列腺反射区2~5分钟。

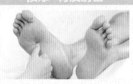

按摩▶肾反射区

4 采用掐法掐按肾反射区2~5分钟，以局部酸痛为宜。

内生殖器反射区

位于三角窝前1/3的下部，即三角窝2区。刺激本反射区可益肾固精。

肾上腺反射区

位于耳屏游离缘下部尖端，即耳屏2区后缘处。刺激本反射区可祛风消炎。

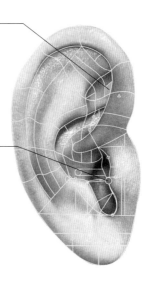

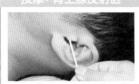

按摩▶肾上腺反射区

5 采用切按法切压肾上腺反射区1~2分钟，以发红为宜。

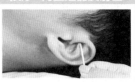

按摩▶内生殖器反射区

6 采用搓摩法搓摩内生殖器反射区1~2分钟，以发红为宜。

▶早泄，
补肾固精健体魄

早泄是指性交时间极短，或阴茎插入阴道就射精，随后阴茎即疲软，不能正常进行性交的一种病症。中医认为本病多由于房劳过度或频繁手淫，导致肾精亏耗，相火偏亢，或体虚羸弱，遗精日久，肾气不固，导致肾阴阳俱虚所致。

【选取反射区】手部生殖腺反射区、肾反射区；足部生殖腺反射区、前列腺反射区；耳部肾上腺反射区、交感反射区。以上反射区配合使用，可以补肾固精。

养生足浴配方

【配方】金樱子、乌贼骨各50克，覆盆子、桑螵蛸各30克。

【用法】以上药材用清水浸泡30分钟，加水2000毫升煎汤，煮沸20分钟后去渣取汁，趁热熏洗阴茎龟头、睾丸及会阴，等药温适中时浴足，每日2次，每次30分钟，每剂药煎汤2次，15日为1疗程。

肾反射区

位于双手的中央区域，第三掌骨中点，相当于劳宫穴的位置。刺激本反射区可补肾强腰，通利二便。

生殖腺反射区

位于双手掌腕横纹中点处，相当于手厥阴心包经大陵穴的位置。刺激本反射区可清热利湿，益肾固带。

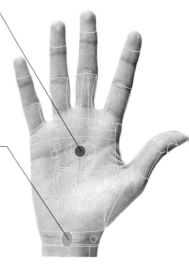

按摩▸生殖腺反射区

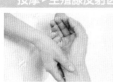

1 采用指揉法按揉生殖腺反射区1~2分钟，以局部酸痛为宜。

按摩▸肾反射区

2 采用指按法按压肾反射区1~2分钟，以局部酸痛为宜。

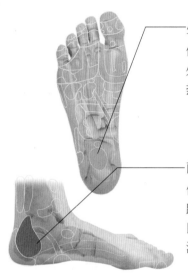

生殖腺反射区

位于双足足底跟骨中央处。刺激本反射区可清热利湿，益肾固带。

前列腺反射区

位于双足足跟骨内侧内踝后下方的类似三角形区域。刺激本反射区可清热利湿。

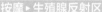

按摩▶生殖腺反射区	按摩▶前列腺反射区

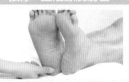 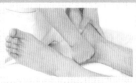

3 采用拇指指腹按压法按压生殖腺反射区2~5分钟。

4 采用单示指叩拳法顶压前列腺反射区2~5分钟。

交感反射区

位于对耳轮下脚前端与耳轮内缘交界处，即对耳轮6区前端。刺激本反射区可和胃祛痛。

肾上腺反射区

位于耳屏游离缘下部的尖端，即耳屏2区后缘处。刺激本反射区可祛风消炎。

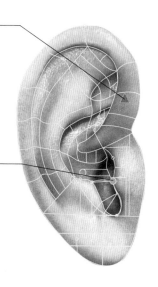

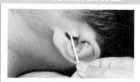

按摩▶肾上腺反射区

5 采用切按法切压肾上腺反射区1~2分钟，以发红为宜。

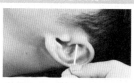

按摩▶交感反射区

6 采用切按法切压交感反射区1~2分钟，以发红为宜。

阳痿，
补肾壮阳健心脾

阳痿即勃起功能障碍，是指在企图性交时，阴茎勃起硬度不足以插入阴道，或阴茎勃起硬度维持时间不足以完成满意的性生活的病症。男性阴茎勃起是一个复杂的过程，与大脑、激素、情感、神经、肌肉和血管等都有关联。

【选取反射区】手部生殖腺反射区、腹股沟反射区；足部生殖腺反射区、外尾骨反射区；耳部内生殖器反射区、交感反射区。以上反射区配合使用，可以益肾壮阳。

养生足浴配方

【配方】锁阳20克，补骨脂、韭菜子各30克，胡椒10克。

【用法】以上药材加水2000毫升煎汤，煮沸20分钟后去渣取汁，趁热先熏洗阴茎、阴囊及会阴，再调温浴足，每日睡前浴足1次，每次30分钟，每日换药1剂，15日为1疗程。

生殖腺反射区

位于双手掌腕横纹中点处，相当于手厥阴心包经大陵穴的位置。刺激本反射区可清热利湿，益肾固带。

腹股沟反射区

位于双手掌侧腕横纹的桡侧端，桡骨头凹陷处，相当于太渊穴的位置。刺激本反射区可固肾滋阴。

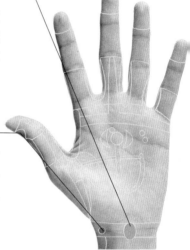

按摩▶生殖腺反射区	按摩▶腹股沟反射区
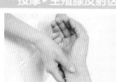	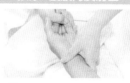
1 采用指揉法按揉生殖腺反射区1~2分钟，以局部酸痛为宜。	2 采用指揉法按揉腹股沟反射区1~2分钟，以局部酸痛为宜。

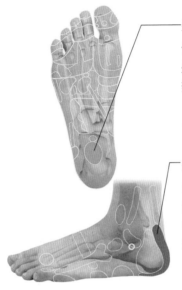

生殖腺反射区

位于双足足底跟骨中央处。刺激本反射区可清热利湿，益肾固带。

外尾骨反射区

位于双足外侧，沿跟骨结节向后方外侧的一带状区域。刺激本反射区可祛风舒筋。

按摩▸生殖腺反射区	按摩▸外尾骨反射区

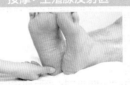

3 采用拇指指腹按压法按压生殖腺反射区2~5分钟。

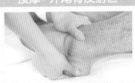

4 采用拇指指腹按压法按压外尾骨反射区2~5分钟。

内生殖器反射区

位于三角窝前1/3的下部，即三角窝2区。刺激本反射区可益肾固精。

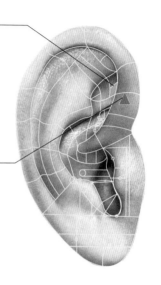

交感反射区

位于对耳轮下脚前端与耳轮内缘交界处，即对耳轮6区前端。刺激本反射区可和胃祛痛。

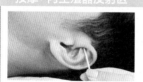

按摩▶内生殖器反射区

5 采用切按法切压内生殖器反射区1～2分钟，以发红为宜。

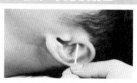

按摩▶交感反射区

6 采用切按法切压交感反射区1～2分钟，以发红为宜。

前列腺炎，
健脾补肾除湿热

前列腺炎是由多种原因引起的前列腺的炎症，临床表现多样，尿道刺激症状和慢性盆腔疼痛为其主要表现。其中尿道症状表现为尿急、尿频，排尿时有烧灼感，排尿疼痛，可伴有排尿终末血尿或尿道脓性分泌物等。

【选取反射区】手部前列腺反射区、腹股沟反射区；足部生殖腺反射区、前列腺反射区；耳部三焦反射区、内分泌反射区。以上反射区配合使用，可以清热利湿。

养生足浴配方

【配方】龙胆草、山栀子、野菊花各15克，萆薢、黄柏、土茯苓、车前草各10克。

【用法】以上药材用清水浸泡30分钟，加水2000毫升煎汤，煮沸20分钟后去渣取汁，先趁热熏洗外阴30分钟，待药温适中后浴足，每日2次，每次30分钟，每日换药1剂，每剂煎汤2次，10日为1疗程。

腹股沟反射区

位于双手掌侧腕横纹的桡侧端，桡骨头凹陷处，相当于太渊穴的位置。刺激本反射区可固肾滋阴。

前列腺反射区

位于双手掌面腕横纹中点两侧的带状区域。刺激本反射区可清热利湿，消肿止痛。

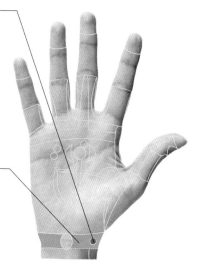

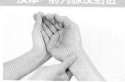

按摩▶前列腺反射区

1 采用指按法按压前列腺反射区1~2分钟，以局部酸痛为宜。

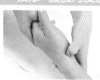

按摩▶腹股沟反射区

2 采用掐法掐按腹股沟反射区1~2分钟，以局部酸痛为宜。

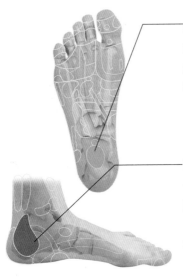

生殖腺反射区

位于双足足底跟骨中央处。刺激本反射区可清热利湿，益肾固带。

前列腺反射区

位于双足足跟骨内侧内踝后下方的类似三角形区域。刺激本反射区可清热利湿。

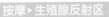

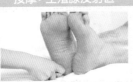

按摩▶生殖腺反射区

3 采用单示指叩拳法顶压生殖腺反射区2~5分钟。

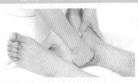

按摩▶前列腺反射区

4 采用单示指叩拳法顶压前列腺反射区2~5分钟。

三焦反射区

位于外耳门后下，肺与内分泌区之间，即耳甲17区。刺激本反射区可调理三焦。

内分泌反射区

位于屏间切迹内，耳甲腔的底部，即耳甲18区。刺激本反射区可调节内分泌。

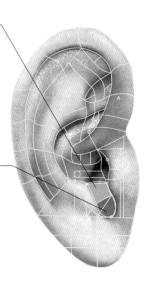

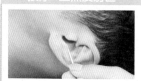

按摩▶三焦反射区

5 采用切按法切压三焦反射区1～2分钟，以发红为宜。

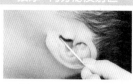

按摩▶内分泌反射区

6 采用切按法切压内分泌反射区1～2分钟，以发红为宜。

性冷淡，
滋肾养阴解肝郁

性冷淡是指由于疾病、精神、年龄等因素导致的性欲缺乏，即对性生活缺乏兴趣，主要症状有：对性爱抚无反应或快感反应不足；无性爱快感或快感不足、迟钝，缺乏性高潮；性器官发育不良或性器官萎缩、老化、细胞缺水等。心理症状主要是对性爱恐惧，厌恶及心里抵触等。

【选取反射区】手部生殖腺反射区、腹股沟反射区；足部下腹部反射区、子宫反射区。以上反射区配合使用，可以调补肝肾。

养生足浴配方

【配方】淫羊藿、核桃仁（捣碎）、生地黄、枸杞子、五加皮各15克。

【用法】以上药材用清水浸泡30分钟，加水2000毫升煎汤，煮沸20分钟后去渣取汁，饮服1杯，余下药液调温后浴足，每日2次，每次30分钟，每日换药1剂，10日为1疗程。

生殖腺反射区

位于双手掌腕横纹中点处，相当于手厥阴心包经大陵穴的位置。刺激本反射区可清热利湿，益肾固带。

腹股沟反射区

位于双手掌侧腕横纹的桡侧端，桡骨头凹陷处，相当于太渊穴的位置。刺激本反射区可固肾滋阴。

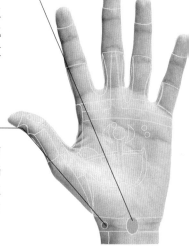

按摩▶生殖腺反射区	按摩▶腹股沟反射区
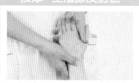	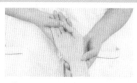
1 采用指揉法按揉生殖腺反射区1~2分钟，以局部酸痛为宜。	2 采用指揉法按揉腹股沟反射区1~2分钟，以局部酸痛为宜。

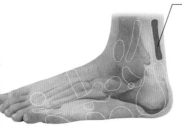

下腹部反射区

位于双小腿腓骨外侧后方，自足踝骨后方向上延伸四横指的带状区域。刺激本反射区可调经止痛。

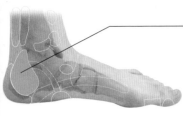

子宫反射区

位于双足足跟骨内侧内踝后下方的类似三角形区域。刺激本反射区可益气固肾，调经止带。

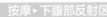

按摩▶下腹部反射区	按摩▶子宫反射区

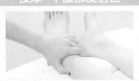 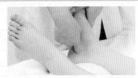

3 采用掐法掐按下腹部反射区2~5分钟，以局部酸痛为宜。

4 采用单示指叩拳法顶压子宫反射区2~5分钟。

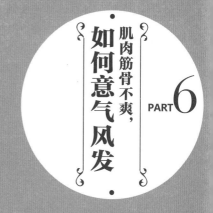

肌肉筋骨不爽，

如何意气风发

PART 6

近年来，
筋骨痛这老年人常有的毛病，
却像传染病一样在中青年人群中蔓延。
在电脑前坐了一整天，脖子痛；
空调房里待久了，腰痛……
人未老，不该"筋骨"先衰，
反射区疗法可以帮您很好地解决这个问题。

颈椎病，
经络通畅气血活

颈椎病多因颈椎骨、椎间盘及其周围纤维结构损害，使颈椎间隙变窄，关节囊松弛，内平衡失调所致，表现为头、颈、肩、臂、上胸背疼痛或麻木、酸沉、放射性痛，上肢及手感觉明显减退，部分患者有明显的肌肉萎缩。

【选取反射区】手部颈椎反射区、颈肩区反射区；足部颈椎反射区、斜方肌反射区；耳部颈椎反射区、神门反射区。以上反射区配合使用，可以活血通络。

养生足浴配方

【配方】桃仁、红花、桂枝、赤芍各15克，细辛、川芎、伸筋草各20克。

【用法】以上药材用清水浸泡30分钟，加水2000毫升煎汤，煮沸20分钟后去渣取汁，趁热用毛巾敷贴颈部，待药温合适时浴足，每日2次，每次30分钟，每日换药1剂，每剂药煎汤2次，10日为1疗程。

颈椎反射区

位于双手背部，各掌骨背侧远端的1/5处。刺激本反射区可理气活血。

颈肩区反射区

位于双手各指根部近节指骨的两侧及各掌指关节结合部，手背面为颈肩后区，手掌面为颈肩前区。刺激本反射区可祛风散寒，通关开窍。

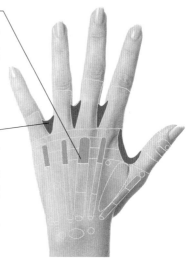

按摩▸颈椎反射区	按摩▸颈肩区反射区
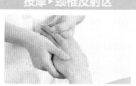	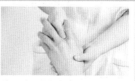
1 采用指按法按压颈椎反射区1~2分钟，以局部酸痛为宜。	**2** 采用指揉法按揉颈肩区反射区1~2分钟，以局部酸痛为宜。

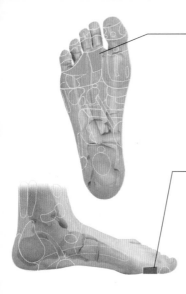

斜方肌反射区

位于双足底眼、耳反射区的近心端，呈一横指宽的带状区。刺激本反射区可舒筋活络。

颈椎反射区

位于双足拇趾根部内侧横纹尽头。刺激本反射区可理气活血。

按摩▶颈椎反射区

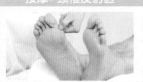

3 采用掐法掐按颈椎反射区2~5分钟，以局部酸痛为宜。

按摩▶斜方肌反射区

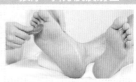

4 采用刮压法刮压斜方肌反射区2~5分钟，以局部酸痛为宜。

神门反射区

位于三角窝后1/3的上部，即三角窝4区。刺激本反射区可舒筋通络，安神定志。

颈椎反射区

位于颈区的后方，即对耳轮的13区。刺激本反射区可醒神开窍，舒利关节。

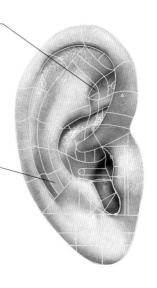

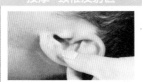

按摩▶颈椎反射区

5 采用捏揉法揉动颈椎反射区1～2分钟，以发红为宜。

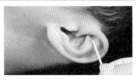

按摩▶神门反射区

6 采用切按法切压神门反射区1～2分钟，以发红为宜。

肩周炎，
通经活血解疼痛

肩周炎是肩部关节囊和关节周围软组织的一种退行性、炎症性慢性疾患，表现为患肢肩关节疼痛，昼轻夜重，活动受限，日久肩关节肌肉可出现失用性萎缩。中医认为本病多由气血不足，营卫不固，风、寒、湿之邪侵袭肩部经络，致使筋脉收引，气血运行不畅而成。

【选取反射区】手部颈肩区反射区、颈椎反射区；足部肩反射区、颈椎反射区；耳部肩反射区、神门反射区。以上反射区配合使用，可以通经活血。

养生足浴配方

【配方】制川乌、制附子、麻黄、桂枝、细辛各20克，甘草6克。

【用法】以上药材用清水浸泡30分钟，加水2000毫升煎汤，煮沸20分钟后去渣取汁，趁热用毛巾敷贴肩部，待药温合适时浴足，每日2次，每次30分钟，每日换药1剂，每剂药煎汤2次，10日为1疗程。

颈肩区反射区

位于双手各指根部近节指骨的两侧及各掌指关节结合部，手背面为颈肩后区，手掌面为颈肩前区。刺激本反射区可祛风散寒，通关开窍。

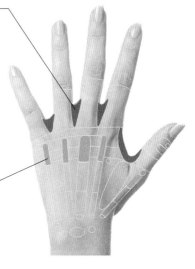

颈椎反射区

位于双手背部，各掌骨背侧远端的1/5处。刺激本反射区可理气活血。

按摩▶颈肩区反射区　　按摩▶颈椎反射区

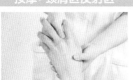

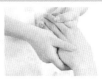

1 采用指揉法按揉颈肩区反射区1～2分钟，以局部酸痛为宜。

2 采用指揉法按揉颈椎反射区1～2分钟，以局部酸痛为宜。

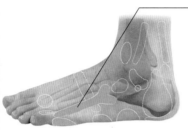

肩反射区

位于双足足底外侧，小趾骨与跖骨关节处，以及足背的小趾骨外缘与凸起趾骨关节处。刺激本反射区可舒筋活络。

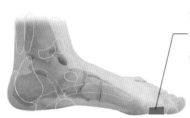

颈椎反射区

位于双足拇趾根部内侧横纹尽头。刺激本反射区可理气活血。

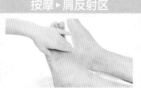

按摩▸肩反射区

3 采用拇指指腹按压法按压肩关节反射区2~5分钟。

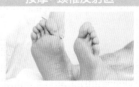

按摩▸颈椎反射区

4 采用拇指指腹按压法按压颈椎反射区2~5分钟。

肩反射区

位于肘区的下方处，即耳舟4、5区。刺激本反射区可舒筋活络。

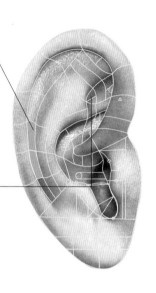

神门反射区

位于三角窝后1/3的上部，即三角窝4区。刺激本反射区可舒筋通络。

按摩▶肩反射区	按摩▶神门反射区
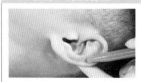	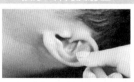
5 采用搓摩法搓摩肩反射区1~2分钟，以发红为宜。	**6** 采用搓摩法搓摩神门反射区1~2分钟，以发红为宜。

腰痛，

温经通络行气血

腰痛是指腰椎和关节及其周围软组织等病损，出现腰部疼痛的一种症状，日间劳累加重，休息后可减轻，日积月累，可使肌纤维变性，甚而少量撕裂，形成瘢痕或粘连，遗留长期慢性腰背痛。

【选取反射区】手部腰椎反射区、髋关节反射区；足部腰椎反射区、髋关节反射区；耳部腰骶椎反射区、坐骨神经反射区。以上反射区配合使用，可以温经通络。

养生足浴配方

【配方】附子、草乌、川乌各15克，羌活、独活各10克，当归、细辛各12克。

【用法】以上药材用清水浸泡30分钟，加水2000毫升煎汤，煮沸20分钟后去渣取汁，趁热用毛巾敷贴腰部，待药温合适时浴足，每日2次，每次30分钟，每日换药1剂，每剂药煎汤2次，10日为1疗程。

腰椎反射区

位于双手背侧，各掌骨近端，约占整个掌骨体的2/5。刺激本反射区可强筋健骨，益肾助阳。

髋关节反射区

位于双手背侧，尺骨和桡骨茎突骨面的周围。刺激本反射区可舒筋活络，通经止痛。

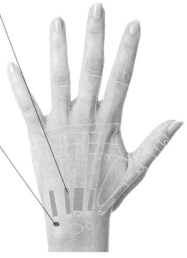

按摩▶腰椎反射区	按摩▶髋关节反射区
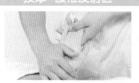	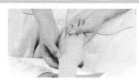
1 采用擦法推擦腰椎反射区1~2分钟，以局部酸痛为宜。	**2** 采用掐法掐按髋关节反射区1~2分钟，以局部酸痛为宜。

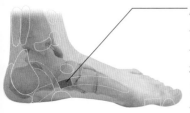

腰椎反射区

位于双足足弓内侧缘，第一楔骨至舟骨，前接胸椎反射区，后连骶骨反射区。刺激本反射区可强筋健骨，益肾助阳。

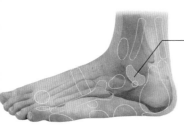

髋关节反射区

位于双足内踝下缘及外踝下缘，呈弧形区域。刺激本反射区可通经止痛。

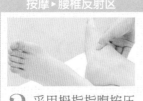

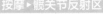

按摩▶腰椎反射区　　**按摩▶髋关节反射区**

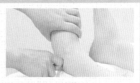

3 采用拇指指腹按压法按压腰椎反射区2～5分钟。

4 采用单示指叩拳法顶压髋关节反射区2～5分钟。

腰骶椎反射区

位于腹区后方，即对耳轮9区。刺激本反射区可补肾强腰，理气止痛。

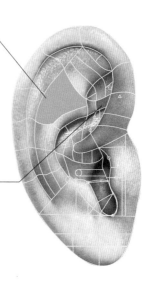

坐骨神经反射区

位于对耳轮下脚的前2/3处，即对耳轮6区。刺激本反射区可舒筋活血，止痛。

按摩▶腰骶椎反射区	按摩▶坐骨神经反射区

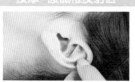 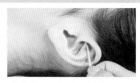

5 采用切按法切压腰骶椎反射区1～2分钟，以发红为宜。

6 采用切按法切压坐骨神经反射区1～2分钟，以发红为宜。

▶急性腰扭伤，

活血化瘀利关节

急性腰扭伤是由于腰部的肌肉、筋膜、韧带等部分软组织突然受到外力的作用过度牵拉所引起的急性损伤，主要原因有用力过猛、活动无准备、活动范围大等。临床表现有：伤后立即出现剧烈疼痛，腰部无力，疼痛为持续性的。

【选取反射区】手部腰椎反射区、髋关节反射区；足部腰椎反射区、髋关节反射区；耳部腰骶椎反射区、皮质下反射区。以上反射区配合使用，可以活血化瘀。

养生足浴配方

【配方】透骨草20克，忍冬藤20克，茜草10克，红花10克，赤芍10克，当归10克，升麻12克，牛膝12克，伸筋草12克。

【用法】上药清水浸泡30分钟，加水2000毫升煎汤，煮沸20分钟后去渣取汁，调温后浴足，每日2次，每次30分钟，日换药1剂，每剂药煎汤2次，7日为1疗程。

腰椎反射区

位于双手背侧，各掌骨近端，约占整个掌骨体的2/5。刺激本反射区可强筋健骨，益肾助阳。

髋关节反射区

位于双手背侧，尺骨和桡骨茎突骨面的周围。刺激本反射区可通经止痛。

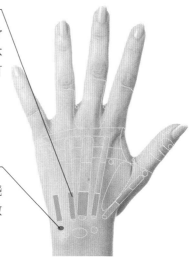

按摩▶腰椎反射区	按摩▶髋关节反射区
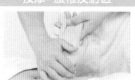	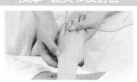
1 采用擦法推擦腰椎反射区1~2分钟，以局部酸痛为宜。	**2** 采用掐法掐按髋关节反射区1~2分钟，以局部酸痛为宜。

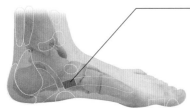

腰椎反射区

位于双足足弓内侧缘，第一楔骨至舟骨，前接胸椎反射区，后连骶骨反射区。刺激本反射区可强筋健骨，益肾助阳。

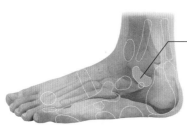

髋关节反射区

位于双足内踝下缘及外踝下缘，呈弧形区域。刺激本反射区可通经止痛。

按摩▸腰椎反射区	按摩▸髋关节反射区

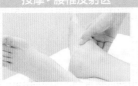

3 采用拇指指腹按压法按压腰椎反射区2~5分钟。

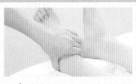

4 采用拇指指腹推压法推压髋关节反射区2~5分钟。

腰骶椎反射区

位于腹区后方，即对耳轮9区。刺激本反射区可补肾强腰，理气止痛。

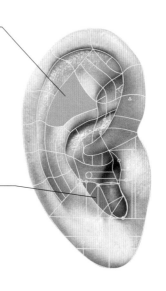

皮质下反射区

位于对耳屏内侧面，即对耳屏4区。刺激本反射区可清窍明目，通经活络。

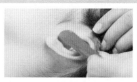

按摩▶腰骶椎反射区	按摩▶皮质下反射区
5 采用捏揉法揉动腰骶椎反射区1~2分钟，以发红为宜。	6 采用刮压法刮压皮质下反射区1~2分钟，以发红为宜。

膝关节痛，
益肝补肾抗风寒

膝关节疼痛是指由各种原因引起的膝关节部位疼痛的一种病症。膝关节发生病变，膝关节受寒冷刺激，运动不当造成扭伤，走路习惯不良等，都会引起膝关节疼痛。患者膝关节一般会出现钝痛，并伴有沉重感、酸胀感、活动不适等。

【选取反射区】手部膝关节反射区、肾反射区；足部膝关节反射区、坐骨神经反射区。以上反射区配合使用，可以祛风散寒，调补肝肾。

养生足浴配方

【配方】牛膝、杜仲各12克，麻黄、桂枝各20克，干姜6克。

【用法】以上药材用清水浸泡30分钟，加水2000毫升煎汤，煮沸20分钟后去渣取汁，趁热用毛巾敷贴膝部，待药温合适时浴足，每日2次，每次30分钟，每日换药1剂，每剂药煎汤2次，10日为1疗程。

膝关节反射区

位于双手第五掌骨近端尺侧缘与腕骨所形成的凹陷处。手背部为膝前部，赤白肉际处为膝两侧部。刺激本反射区可清利湿热，通调下焦。

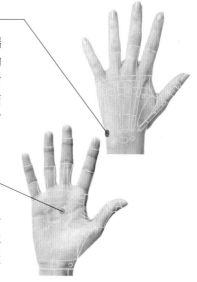

肾反射区

位于双手的中央区域，第三掌骨中点，相当于劳宫穴的位置。刺激本反射区可补肾强腰，通利二便。

按摩▶膝关节反射区	按摩▶肾反射区
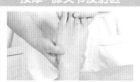	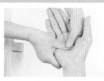
1 采用指按法按压膝关节反射区1~2分钟，以局部酸痛为宜。	2 采用指按法按压肾反射区1~2分钟，以局部酸痛为宜。

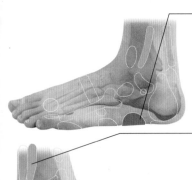

膝关节反射区

位于双足外侧骰骨与跟骨前缘所形成的凹陷处。刺激本反射区可清利湿热，通调下焦。

坐骨神经反射区

内侧位于双腿内踝关节后上方起，沿胫骨后缘上行至胫骨内侧下。外侧位于双腿外踝前缘沿腓骨前侧上至腓骨小头处。刺激本反射区可舒筋活络。

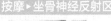

按摩▸膝关节反射区	按摩▸坐骨神经反射区

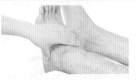

3 采用拇指指腹按压法按压膝关节反射区2~5分钟。

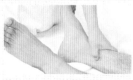

4 采用拇指指腹按压法按压坐骨神经反射区2~5分钟。